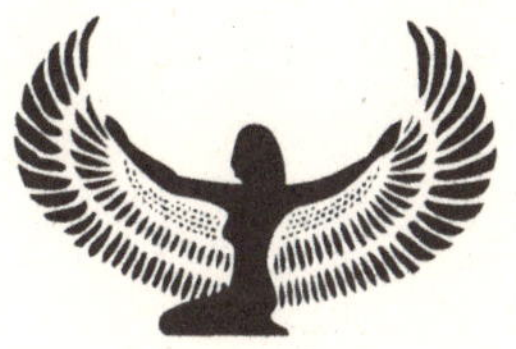

WILLIAM WALKER ATKINSON

DIE KUNST DES GEISTIGEN HEILENS

HEILUNG UND SELBSTHEILUNG

* * * * *

SPIRITUELLE, MENTALE UND KÖRPERLICHE HEILTECHNIKEN

AURINIA

William Walker Atkinson
»Die Kunst des geistigen Heilens: Heilung und Selbstheilung durch spirituelle, mentale und körperliche Heiltechniken«
Aus dem Englischen von Thomas Poppe

Dieses Buch wurde mit größter Sorgfalt erstellt. Dennoch sind Fehler nicht gänzlich auszuschließen. Der Verlag übernimmt keinerlei Haftung für mögliche Folgen und Konsequenzen, die aus der Anwendung der in diesem Buch beschriebenen Praktiken resultieren könnten.

Umschlagfoto: fotolia.com
Lektorat: Anke Schenker
Satz und Herstellung: Robert B. Osten

Printed in Germany
ISBN 978-3-95659-013-9

5. Auflage

Besuchen Sie auch unsere Website: www.aurinia.de

Inhalt

Vorwort des Übersetzers

Einige wenige Bücher gibt es, die ihren Wert niemals verlieren werden, weil sie zeitlos gültiges Wissen anbieten. *Die Kunst des Geistigen Heilens* gehört sicherlich dazu. Mit einfachen Worten und einfach anzuwendenden Methoden bekommen Sie ein mächtiges Werkzeug zur Heilung und Selbstheilung in die Hand. Versprochen.

Warum ist heute die Fähigkeit so wenig bekannt, allein mithilfe guter Gedanken (und einiger weniger Techniken zu ihrer Übertragung) andere Menschen *und sich selbst* zu heilen? Warum wird sie als »esoterisch« oder »unwissenschaftlich« sogar belächelt? Warum konnte man sie mit den heutigen wissenschaftlichen Methoden noch nicht beweisen?

Dafür gibt es im Wesentlichen drei Gründe. Erstens verkommt jeder Muskel, den ich nicht gebrauche. Gebrauche ich den »Muskel« der Telepathie nicht, sei es durch Zweifel an seiner Existenz oder durch Vernachlässigung, kann er sich selbstverständlich nicht entwickeln. Die Hebamme, die vor der Erfindung des Telefons immer genau spürte, wann es bei ihren Schützlingen »so weit« war, die sich dann um zwei Uhr früh ins Boot schwang und zur friesischen Insel hinüberruderte, um das Kind der Bauersfrau zur Welt zu bringen – diese Hebamme braucht im Zeitalter des Handys ihre Fähigkeiten nicht mehr zu schärfen. Wir funktionieren angeblich ja nur mit Batterie und nicht mehr mit echter Energie.

Zweitens ist die Fähigkeit der Telepathie und des Geistheilens bei den Besten ihres Fachs fast immer begleitet von der klaren Einsicht, dass sie sich niemals für Testzwecke zur Verfügung stellen

darf. Nur Menschen mit großem Verantwortungsgefühl wird es gleichsam »überreicht«.

Drittens: Eine Beweisführung ist gar nicht nötig, wenn Sie an Ihre persönliche Erfahrung denken, angefangen beim Telefonanruf eines Menschen, an den Sie vor einer Minute noch intensiv gedacht haben, bis hin zum Baby im Bauch der schwangeren Mutter, das zu zappeln anfängt, wenn der Vater auf dem Nachhauseweg, aber noch kilometerweit entfernt ist.

Kurz nach dem I. Weltkrieg arbeitete ein junger Arzt in einem der zahlreichen überfüllten Waisenhäuser Europas. Eines Tages fiel ihm auf, dass die Kleinkinder einer bestimmten Abteilung fröhlicher und lebhafter wirkten, besser genährt aussahen, seltener krank wurden und allgemein in einem viel besseren Gesundheitszustand waren als alle anderen Kinder der gleichen Altersstufe. Die Neugier des jungen Arztes war geweckt. Anfangs ließ ihn seine fundierte medizinische Ausbildung zu der Überzeugung kommen, dass irgendjemand die Kinder aus privaten Beständen ernährte – zusätzlich zur Alltagskost des Waisenhauses.

Nach einiger Zeit stellte er jedoch fest, dass das nicht der Grund für den besseren Zustand der Kinder war. Ihre Ernährung war genau dieselbe wie bei den Kindern des gleichen Alters. Es gab nur einen Unterschied: Im Gegensatz zum übrigen Personal machte sich der zuständige Betreuer des hoffnungslos unterbesetzten Heimes die zusätzliche Mühe, jedes Kind vor dem Füttern aus dem Bett zu heben, es zu wiegen, zu streicheln und zu drücken und ein Liedchen zu summen, bevor er ihnen die Fläschchen gab und sie wieder zurücklegte. Von Herz zu Herz – ein Weg ohne Umweg.

Ihn zu gehen, dabei hilft Ihnen dieses Buch.

Thomas Poppe, 2014

Zum Geleit

Dieses Buch ist keine theoretische Abhandlung, es beschäftigt sich mit Tatsachen. Dem Autor dient selbst die überzeugendste Theorie nur als Arbeitshypothese, als Startblock, der nur vorübergehend zum Einsatz kommt, bis das Bessere zutage tritt. Die »Tatsache« ist hier die Nummer Eins, das Wesentliche, das es mithilfe eines Werkzeugs – der Theorie – zu entdecken gilt. Der beste Forscher, der unverdorbene Denker nährt keine einzige Theorie, keine Lieblingsthese, die er nicht blitzartig verwerfen würde, wenn das Bessere anklopft – gleichgültig, ob von ihm selbst oder von anderen entdeckt. Hier zeigt sich der Geist des wahren Philosophen.

Es ist wohl wahr, dieses Buch formuliert eher mit Bestimmtheit, als dass es zum Diskurs einlädt. Der Autor kennt jedoch keinen besseren Weg, die Fakten zu präsentieren – knapp und präzise, frei vom Flechtwerk der Hypothesen, vom Treibsand des Streitgesprächs. Und so hat er es auf sich genommen, sich lieber des Dogmatismus bezichtigen zu lassen, um seiner Botschaft die größte Verbreitung zu sichern und möglichst viel Gutes zu tun.

Was im Folgenden als Tatsache vorgestellt wird, entspricht der Wahrheit – der Nachweis kann jederzeit in täglicher Praxis geführt werden, wenn Sie nur den Empfehlungen Folge leisten. Das ist schließlich besser als eine Beweisführung mit Argumenten, die sich dann im Alltag nicht bewähren.

Der beste Weg, um aus diesem Buch Gewinn zu ziehen: Setzen Sie die Lehre in die Praxis um. Geben Sie sich nicht damit zufrieden, das Gebotene nur verstandesmäßig zu befürworten. Machen

Sie sich an die Arbeit und handeln Sie. Das ist der einzige Weg, um aus diesem Buch Nutzen zu ziehen und Ihr Geld gut angelegt zu wissen.

Der Autor lässt Ihnen die Wirkungsweise einer mächtigen Naturkraft zuteil werden – alles Weitere müssen Sie selbst in die Hand nehmen. Er weist den Weg – ihn gehen müssen Sie selbst. Er hat eine Tür geöffnet – das Durchschreiten ist Ihre Sache.

Wir möchten die Leserinnen und Leser bitten, sich mit allen im Buch vorgestellten Heilmethoden vertraut zu machen, bevor man sich für die eine oder die andere entscheidet. Wer klug ist, wird von jeder Heilweise etwas übernehmen, statt sich der einen oder anderen zu verpflichten. Alle sind wirksam und erfolgreich, jedoch eignet sich für bestimmte Menschen entweder die eine oder die andere besser. Der Autor spricht darüber und auch über die Methode der Auswahl.

Die vorgestellten Methoden können auch zur Selbstheilung verwendet werden, selbst wenn dies gerade übergangen wird. Die Selbstheilung mag sogar der Lieblingsgedanke des Autors gewesen sein, weil er überzeugt ist, dass die Menschen ihr Geschick selbst in die Hand nehmen und dabei so unabhängig wie möglich werden sollen.

Wir haben keinen Zweifel: Sie werden Wert und Geradlinigkeit dieses Buches zu schätzen wissen und seine wichtige Botschaft in die Tat umsetzen.

Kapitel 1

Vom Sinn dieses Buches

Dieses Buch ist gedacht als einfache und praktische Anleitung für die vielfältigen Formen des Geistheilens. Wir sprechen selten über die Theorie und wollen Ihnen in erster Linie das »Wie« dieser Arbeit vorstellen. Allgemeine Konturen der Basistheorien sollen genügen, damit Heilerin oder Heiler ein Verständnis für den Wesenskern der Arbeit, die sie tun, entwickeln können.

Gleich zu Beginn möchten wir klarstellen, dass wir hier nicht versuchen, die Geistheilung in einen Kult zu verwandeln, weil uns das töricht vorkäme. Geistheilen sollte ebenso wenig Glaubensbekenntnis werden wie Arzneibehandlungen, Massage, Osteopathie oder andere Heilweisen. Eine echte Heilung ist Resultat der Anwendung von simplen Naturgesetzen, und die dabei angewandten Kräfte unterliegen in gleicher Weise den Naturgesetzen wie die Elektrizität. Und was das betrifft: Alle Naturgesetze sind Ausdruck einer göttlichen Religion und verdienen alle im selben Maße Achtung und Ehrfurcht.

In der westlichen Welt besteht die merkliche Tendenz, rund um die Kunst des Heilens religiöse oder quasireligiöse Kulte zu errichten. Jeder Kult, jede Sekte beansprucht für sich, dass ihre Heilmethoden und Heilungen Folge besonderer Glaubenssätze und metaphysischer Überzeugungen seien – ungeachtet der Tatsache, dass die jeweils anderen Kulte Heilungen in derselben Häufigkeit vollbringen. Der Mensch des Ostens gibt sich dieser Täu-

schung nicht hin, auch nicht der Selbsttäuschung. Von frühester Kindheit an erfährt er, dass in der Natur viele subtile Kräfte am Werk sind, die der Mensch bändigen und sich dienstbar machen kann. Für den Orientalen bergen die Kräfte des Geistes ebenso viele Geheimnisse und Wunder wie die Elektrizität. Tatsächlich begreift er sie als verschiedene Seiten der gleichen Sache und achtet beide gleichermaßen. Schon ein wenig Nachdenken wird jeden lehren, dass dies korrekt ist. Alle Energien, alle Kräfte sind Erscheinungsformen von *Prana* (der Hindi-Begriff für das Grundprinzip von Energie), wobei die Lehren des Ostens besagen, dass sich hinter *Prana* GEIST[1] verbirgt, dass *Prana* aus dem Geist-Urgrund des Universums hervorgeht. (Wir können uns hier nicht allzu sehr ins Detail vertiefen; bei Interesse an der Materie empfehlen wir unser Buch *Advanced Course in Yogi Philosophy.*

Die Heilerinnen und Heiler des Ostens werden den Praktikern anderer Heildisziplinen folglich nicht mit Neid und Vorurteil begegnen (wie das in der westlichen Welt leider häufig vorkommt). Welche Heilmethode auch immer zur Anwendung kommt, sie glauben, dass sich jede Form wahrer Heilkunst derselben Kraft und Macht bedient, die auch sie selbst anwenden – abgesehen von unterschiedlicher Methodik –, und bringen ihr angemessen Achtung entgegen. Natürlich bevorzugt jeder sein eigenes Vorgehen, kritisiert aber den Nachbarn aufgrund unterschiedlicher Methoden nicht.

Darüber hinaus erfährt der Heilkundige des Ostens von An-

1 Wie so oft wird auch in diesem Buch keine klare Unterscheidung getroffen zwischen den englischen Begriffen *mind* (Geist, Intellekt, Verstand etc.) und *spirit* (Geist, Geist als Ort des Seelischen, Seele, Tor zum Unbewussten, das Unbewusste etc.). Bei der Übersetzung haben wir uns die größte Mühe gegeben, diese Unterscheidung dem jeweiligen Zusammenhang anzupassen, etwa durch Großschreibung, wenn eigentlich »Seele« gemeint ist, usw. (Anm. d. Übers.)

fang an, dass im menschlichen Körper bestimmte Naturgesetze am Werk sind, die es zu beachten gilt, um Gesundheit zu wahren beziehungsweise wiederherzustellen. Er ist überzeugt, was den Gesunden gesund erhält, kann den Kranken gesund machen. Wir beziehen uns hier auf Naturgesetze wie Ernährung, Ausscheidung, Atmung etc. Unsere Ansichten hierzu haben wir im Buch *Hatha Yoga – Die Kunst des körperlichen Wohlbefindens*[2] festgehalten, das auch im folgenden Kapitel *Naturgesetz und Körper* kurz zur Sprache kommen wird. Dieses Kapitel möchten wir allen Schülern ans Herz legen: Mögen Sie sich mit diesen Naturgesetzen eingehend vertraut machen, bevor Sie sich an der Heilarbeit versuchen. Wir sind uns völlig bewusst, dass viele westliche Schulen des Geistheilens diese Gesetze als »zu materiell« betrachten, aber es genügt ein Blick in die Runde, um die Unvernunft dieses Standpunkts zu erkennen. Naturgesetzen kann man nicht ungestraft trotzen.

Wir sind überzeugt: Wenn alle Menschen den Lehren des Buches *Hatha Yoga* folgen würden, gäbe es keinen Bedarf mehr an Heilarbeit in jeglicher Form, weil Gesundheit die Norm wäre. Die Menschen werden das natürlich nicht leisten, und folglich bleiben Methoden der Heilbehandlung eine Notwendigkeit. Wir glauben auch, dass die Geistige Heilmethode die beste und erhabenste Methode ist. Aber selbst Geistheilen kann und wird keine Heilung *von Dauer* bewirken, wenn der Patient nicht seine Lebensgewohnheiten ändert und danach strebt, im Einklang mit den Naturgesetzen zu leben.

Daher halten wir den Heiler immer an, den Patienten mit den Naturgesetzen des Körpers bekannt zu machen (*Hatha Yoga*). Während der Heilbehandlung soll er versuchen Ratschläge in Bezug auf die Naturgesetze einzuarbeiten, damit der Patient nach der

---

2 erscheint voraussichtlich Ende 2022 im Aurinia Verlag

Heilung im Einklang mit diesen Gesetzen lebt. So festigt er seinen Fortschritt und kann einen Lebensstil annehmen, der Gesundheit fördert und Rückfälle ausschließt.

Wir sind überzeugt, dass Sie mit den Büchern *Hatha Yoga* und *Die Kunst des Geistigen Heilens* den Schlüssel zur Gesundheit in Händen halten.

Dieses Buch ist nicht als Abhandlung über Krankheiten gedacht. Ganz im Gegenteil, es spricht so wenig wie möglich über Krankheit. Stattdessen richtet es sich darauf, dem Schüler den *Zustand des Gesundseins* vor das geistige Auge zu führen, und wie man ihn erlangt. Somit werden Sie in diesem Buch nur wenig über Krankheitssymptome lesen. Symptome sind nur vielgestaltige Merkmale einer einzigen tieferen Ursache. Wir sind überzeugt, dass es nur *eine* generelle Ursache für Krankheit gibt, nämlich das unangemessene Arbeiten der Körperzellen. Mit anderen Worten: Jede Krankheit ist Zell-Krankheit. Und wir sind überzeugt, dass die allgemeinen Behandlungsregeln in Zusammenhang mit den in *Hatha Yoga* dargelegten Prinzipien die Ursache der Störung beseitigen und somit auch die Symptome zum Verschwinden bringen werden.

Wir werden ihre Zeit nicht mit Lobhudeleien über die verschiedenen Heilmethoden verschwenden, die wir hier vorstellen. Wir sind der Meinung, dass Probieren über Studieren geht, und rufen Ihnen deshalb zu: »Versuchen Sie's einfach mal!«

Vertrauen Sie sich selbst und ihren heilenden Kräften. Es ist Ihr gottgegebenes Erbe, nicht etwa ein Geschenk für einige wenige. Es ist eine Gabe an alle – eine Naturkraft, die man durch Übung und Selbstvertrauen stärken kann. Statt mit dem Gebrauch nachzulassen, wächst sie, je mehr man sie anwendet – gleich einem Muskel, der durch Übung kräftiger wird, aber durch Nichtgebrauch weich und schlaff bleibt.

Zu Beginn Ihrer Heiltätigkeit werden manchmal imponierende

Geschichten von Ihren Erfolgen die Runde machen. Mit den Zusammenhängen unvertraut mögen sie in den Ohren mancher Menschen geradezu märchenhaft klingen. Widerstehen Sie der Versuchung, aufgeblasen und eingebildet zu werden oder gar zu glauben, Sie besäßen eine spezielle Gabe oder besondere Kräfte. Das wäre die reine Unvernunft, denn alle Heilerinnen und Heiler sind nur Kanäle, durchströmt von Naturkräften und Energien – Instrumente in den Händen von Naturgesetzen. Behalten Sie das immer im Auge. Diese Einsicht verwandelt sich in einen Kraftquell, wenn Sie die andere Seite der Münze betrachten und *daran denken, dass Ihnen alle Kräfte des Universums zur Seite stehen.*

Wir raten allen Schülerinnen und Schülern, sich mit *allen* im Buch vorgestellten Methoden vertraut zu machen und sie sorgfältig zu studieren. Danach möge man – angeleitet von der eigenen Intuition – selbst entscheiden, welche Methode einem persönlich am attraktivsten scheint. Der Schüler mag ein wenig von dieser, ein wenig von jener Methode entlehnen, um daraus sein ureigenes System zu entwerfen. Möge er das *Eigene entdecken, wo auch immer er es findet.* Binden Sie sich nicht auf Gedeih und Verderb an ein bestimmtes System, tragen Sie nicht die Plaketten und Abzeichen eines bestimmten Lehrgebäudes. Hüten Sie sich davor, dem Geist Etiketten aufzukleben. Seien Sie *Sie selbst.*

Kapitel 2

Naturgesetz und Körper

Wie schon erwähnt, wir glauben, dass das wahre Geheimnis der Gesundheit in der Beachtung der Naturgesetze des Körpers liegt. Kurz und bündig könnte man diese Gesetze *Richtig leben und Richtig denken* nennen. Unsere Auffassung in Bezug auf diese Gesetze haben wir in *Hatha Yoga* bereits ausführlich dargelegt. Wir bekräftigen: Jeder Heiler, jeder nach Gesundheit Strebende sollte sich mit den Empfehlungen in diesem Buch vertraut machen. Fehlt die Einsicht in diese zugrunde liegenden Prinzipien, sind alle Heilmethoden nur kurzfristig wirksames Flickwerk. Wenn er in die alten Verhaltens- und Denkmuster zurückrutscht, verfällt er nach Abschluss der Behandlungen in die alten Zustände. Naturgesetzen kann man nicht erfolgreich trotzen.

In diesem Kapitel werden wir kurz die in *Hatha Yoga* beschriebenen Grundgesetze behandeln – zum Nutzen aller, die sich noch nicht mit diesem Buch vertraut gemacht haben. Vollständigkeit lässt sich hier jedoch nicht erzielen, es würde ein eigenes, relativ umfangreiches Buch füllen.

Zuallererst: Ohne die richtige Ernährung – keine Gesundheit! Und ohne guten Stoffwechsel – keine richtige Ernährung. Dies als richtig vorausgesetzt wird sogleich erkennbar, dass es der erste Schritt eines Heilers sein muss, hier wieder normale Verhältnisse zu schaffen und einen funktionierenden Stoffwechsel aufzubauen. Wir raten daher jedem Heiler, jegliche Behandlung – bei allen erdenklichen Beschwerden – mit einer Behandlung von Magen und

Verdauung zu beginnen, um hier normale Bedingungen zu schaffen. Die Behandlung der Verdauung sollte am Anfang, am Ende und in der Mitte stehen, denn hier verbirgt sich das Geheimnis des ersten Schrittes zur Genesung. Die Mehrzahl aller Krankheiten beruht direkt auf einer gestörten Verdauung, auf mangelhafter Ernährung und gestörtem Stoffwechsel. Der Mensch kann ebenso wenig mit Mangelernährung oder unzureichend verdauter Nahrung gedeihen, wie das Baum, Pflanze oder Tier kann. Ungenügende Ernährung schwächt das Blut, was wiederum jede Zelle im Körper schwächt und auslaugt. Sogar die Gehirnzellen müssen das ausbaden und können den anderen Körperregionen keine angemessenen Ströme vitaler Kräfte und Energien mehr schicken.

Beginnen Sie also jegliche Behandlung mit einer gründlichen Kur für Magen und Verdauung, mit welcher Methode auch immer. Lassen Sie nicht locker, bis die Verdauung die Nahrung in gutes, nährendes Blut umgewandelt hat, das alle Körperregionen durchfließt und Kraft und Stärke verteilt. Und sorgen Sie dafür, dass Ihr Patient nahrhafte Kost in ausreichender Menge zu sich nimmt.

Um den vollständigen Nährwert eines Nahrungsmittels zu erschließen, ist gründliches Kauen eine der Säulen des Erfolgs. Gut gekaute Nahrung vermittelt den vollen Nährwert, während halb gekautes, heruntergeschlungenes Essen den Großteil des Nährwerts verschwendet. Die Bedeutung dieses Gesichtspunkts können wir dem Heiler nicht eindringlich genug vermitteln. Wir kennen Fälle fehlernährter Patienten, die schon allein durch verbesserte Kaugewohnheiten wieder gesund geworden sind. Jegliche Nahrung sollte gekaut werden, bis sie weich und breiig geworden ist.

Der zweite wichtige Aspekt ist die »Bewässerung des Körpers« (wie schon in *Hatha Yoga* beschrieben). Darunter verstehen wir die ausreichende Versorgung mit Wasser. Der Organismus benötigt für sein reibungsloses Funktionieren eine bestimmte Menge Flüs-

sigkeit. Etwa zwei Liter innerhalb von vierundzwanzig Stunden sollten für einen erwachsenen Menschen als normal gelten.

Ohne die geeignete Menge Flüssigkeit ist der Körper nicht in der Lage, einwandfrei zu arbeiten, das System krankt. Adäquate Drüsentätigkeit und Ausscheidungsfunktionen benötigen angepasste Flüssigkeitsmengen. Andernfalls können die Drüsen die für Verdauung, Umwandlung und Aufnahme notwendigen Sekrete nicht produzieren. Auch die ausscheidenden Drüsen können nicht mehr korrekt für das Eliminieren der Abfallstoffe über Nieren und Darm sorgen. Die Leber ist unfähig, ohne ausreichend Flüssigkeit korrekt zu arbeiten, auch andere Organe leiden.[3]

Die dritte Grundbedingung für gute Gesundheit ist das richtige Atmen. Wenn der Patient nicht richtig atmet, kann sein Blut auch nicht sauerstoffreich sein und folglich auch seine Aufgabe nicht erfüllen. Wenn Sie das einsehen, erkennen Sie auch, dass zu flaches Atmen nicht zur Gesundheit führen kann. Üben Sie die Tiefenatmung, bis Sie deren Sinn vollkommen erfasst haben, und lehren Sie dann den Patienten diese Kunst. Unser kleines Buch *Die Wissenschaft des Atmens*[4] gibt ausführliche und vollständige Anweisungen, und wir raten, sich mit ihm vertraut zu machen.

Bewegung, baden etc. sind ebenfalls außerordentlich wichtig. Es ist die Aufgabe des Heilers, dem Patienten diese Zusammenhänge zu vermitteln. Schlaf ist ebenfalls ein Erfordernis, auf das die Natur pocht. Ohne angemessene Ruhephasen wird das Gehirn überfordert, Komplikationen können auftreten.

---

3 Heute weiß man, dass etwa 80 % aller Krankheiten ernährungsbedingt sind. Ein Student der Schulmedizin jedoch muss zwischen Aufnahme des Studiums und dem Eröffnen seiner Praxis nicht eine einzige Pflichtstunde »Gesunde Ernährung« belegen. Zeitlos gültige Bücher wie dieses helfen mit, den Mangel auszugleichen und aus eigener Kraft den richtigen Weg zu gehen. (Anm. d. Übers.)

4 erscheint voraussichtlich Ende 2022 im Aurinia Verlag

Kurz gesagt, der Patient sollte angehalten werden, sich zu einem normalen, gesunden, *natürlichen* Wesen zu entwickeln. Folge der Natur und sie wird das Übrige tun. Die Naturgesetze sind so angelegt, dass sie Gesundheit fördern, und wenn man ihnen nicht in die Quere kommt, erwirken und erhalten sie den Normalzustand. Die Schwierigkeit ist: Die moderne Zivilisation hat uns so weit von der Natur entfernt, dass unsere natürlichen Impulse und Neigungen betäubt sind. Wir haben schon so lange nicht mehr der Stimme der Natur gelauscht, dass sie den Mut verloren hat und uns nicht mehr ruft. Zurück zur Natur! Das wäre der einzig gangbare Weg, ihr so nahe wie möglich zu kommen. Lebe so naturverbunden wie möglich – und Dir wird der Lohn derer zuteil werden, die der Natur treu sind.

Unser Buch *Hatha-Yoga* macht auf jeder Seite mit der Yogi-Auffassung von einem naturgemäßen Leben vertraut. Es gibt demnach eine Höhere Intelligenz, die alles Lebendige durchdringt; jedes Naturgesetz ist ein Göttliches Gesetz und sollte als solches betrachtet und befolgt werden.

Wir wollen jedem Heiler die Pflicht und das Vorrecht ans Herz legen, jedem Patienten, zu dessen Hilfe er berufen ist, die Gesetze des richtigen Lebens und Denkens nahezubringen und ihn darin zu lehren. Dieses Buch ist nicht dazu gedacht, die Anweisungen aus *Hatha-Yoga* zu wiederholen. Sinn ist vielmehr, es zu vervollständigen, damit jeder, der die Naturgesetze verletzt hat und darunter leidet, rasch wieder auf den Weg zu normalen Lebensbedingungen gebracht wird – dem Fundament der Gesundheit – und die Straße des Lebens wieder beschreiten kann.

Der Heiler sollte mehr als nur Heiler sein. Er sollte gleichermaßen Lehrer und Erzieher sein. Das macht seinen Beruf zur göttlichen und heiligen Berufung, statt nur als »Körper-Bastler« zu gelten. Halten Sie sich dieses Ideal stets vor Augen, und ihre Arbeit wird größte Freude bringen wie auch größten Erfolg. Erinnern Sie sich daran, dass alle Menschen Schwestern und Brüder sind, und erkennen Sie, dass es ihre Aufgabe in der Welt ist, die frohe Botschaft von Gesundheit und Kraft zu verkünden. Führen Sie ihre Brüder und Schwestern wieder zurück zu Mutter Natur.

Kapitel 3

Der Instinktive Geist

In unserem Buch *Fourteen Lessons* haben wir die verschiedenen Ebenen des Geistes behandelt, darunter auch den *Instinktiven Geist.* Wie angeführt steuert und regelt diese geistige Ebene Wachstum, Ernährung und Funktion des physikalischen Körpers – jede Funktion und jede Aufgabe von Organ, Untereinheit und Zelle. Dieser Teil des Geistes schläft nie, sondern erfüllt seine Pflicht, auch während sich die Verstandeskräfte in Schlaf und Rast zurückziehen.

Die permanente Arbeit dieser Geistesebene – Reparatur, Ersatz, Wechsel, Verdauung, Aufnahme, Ausscheidung etc. – erfolgt unterhalb der Ebene des Bewusstseins. Diese erstaunliche Arbeit unseres Körpers erfolgt ohne aktive Teilnahme unseres Bewusstseins. Die intelligente Arbeit der Zellen, Zellverbände, Ganglien, Organ-Intelligenz etc. geschieht unter der Führung dieser Geistesebene.

Im nächsten Kapitel geben wir einen kurzen Abriss dieser wunderbaren Welt des Lebens auf der Zell-Ebene, die in jedem menschlichen Organismus existiert. Wir raten zur Lektüre dieses Kapitels, denn es wird Licht in so manche knifflige Frage bringen und Sie befähigen, Ihre heilenden Kräfte weise einzusetzen.

Der Instinktive Geist ist nicht auf das Gehirn als Operationszentrum beschränkt, sondern über das gesamte Nervensystem verteilt, wobei Rückenmark und Solarplexus wichtige Unterzentren bilden.

Im Zusammenhang mit dem Instinktiven Geist sollten wir hier

in erster Linie im Auge behalten, dass er für Einflüsse aus dem Bewussten Geist empfänglich ist. Dieser Einfluss mag sich zum Guten wie zum Schlechten entwickeln, je nach Qualität der »Einflüsterungen«, die vom Bewusstsein ausgesandt werden.

Im Kapitel über das Wesen der Suggestion folgen später einige Beispiele, um das Wirken des Geistes auf die Körperfunktionen zu beleuchten. Das Einwirken des Denkens kommt zustande, indem der Bewusste Geist dem Instinktiven Geist Suggestionen eingibt, der wiederum ihnen gehorcht. Nicht wenige Menschen sind krank geworden aufgrund abträglicher und verletzender Suggestionen, die man zugelassen und an den Instinktiven Geist weitergereicht hat. Umgekehrt sind Kranke wieder gesund geworden, indem sie positive, hilfreiche Suggestionen akzeptiert und in derselben Weise verarbeitet haben. Denken Sie daran: In beiden Fällen resultierten sowohl kranker als auch wieder genesener Zustand aus einem vollkommen natürlichen Vorgang, nämlich indem der Instinktive Geist seine Anweisungen an die untergeordneten Körperteile, Zellen, Organe etc. weiterreichte.

Es ist unserer Meinung nach überflüssig, hier in eine längere Diskussion über die vielfältigen Theorien einzutreten, die sich rund um die Existenz und die Arbeit des Instinktiven Geistes ranken. Dieses Buch befasst sich mit dem »Wie« einer Heilbehandlung, und alle Theorie, die wir hier der Erwähnung für wert halten, soll nur einen allgemeinen Abriss geben, um ein intelligentes Verständnis des Heilungsvorgangs reifen zu lassen. Wir wollen hier nicht in eine umfassende Diskussion der Theorien abschweifen, die sich um das Thema »Geist« ranken, oder Spekulationen Raum geben in Bezug auf das Leben an und für sich und das, was dahinter liegt. Wir sind überzeugt, dass jeden Bereich einzeln für sich zu behandeln, die Schülerinnen und Schüler befähigt, sich besser auf das jeweils behandelte Thema zu konzentrieren.

Das Innenleben des Instinktiven Geistes wird mit dem Studium der Behandlungsmethoden sichtbar werden. Das nächste Kapitel, das sich mit Zell-Leben befasst, wird dieses Thema noch weiter beleuchten.

Kapitel 4

Geist in der Zelle und in der Zellgemeinschaft

Um das Wesen von Geistheilungen zu verstehen, muss man auf vertrautem Fuß mit dem Wesen des geistigen Elements im Körperlichen stehen. Nicht nur dass der Zentrale Geist mehrere Manifestationsebenen aufweist – jedes Organ besitzt für sich allein etwas, das man den »Organ-Geist« nennen könnte, bestehend wiederum aus dem Gruppen-Geist einer Anzahl von Zellen, von denen wiederum jede einzelne Zelle einen eigenen Zell-Geist besitzt. Diese Vorstellung mag kurios für denjenigen klingen, der sich noch nicht mit den Feinheiten dieses Themas befasst hat. Yogis sind mit ihrer Wahrheit jedoch vertraut – wie auch all jene, die sich mit den jüngsten Entdeckungen in der westlichen Wissenschaft vertraut gemacht haben. Werfen wir ein Streiflicht auf dieses Zell-Leben.

Die Yogi-Philosophie lehrt, dass der physikalische Körper aus »kleinen Leben« oder Zell-Leben aufgebaut ist und dass jede Zelle neben der Aktivität der Zellgemeinschaft eine unabhängige Aktion verrichtet. Diese »kleinen Leben« sind eigentlich Geist einer bestimmten Entwicklungsstufe, auf der ihre Arbeit korrekt verrichtet werden kann. Diese Geist-Teilchen sind natürlich der Kontrolle des Instinktiven Geistes im Individuum unterworfen und gehorchen bereitwillig Anweisungen von dort wie auch vom Intellekt.

Die Zell-Geiste sind an ihre spezielle Aufgabe besonders angepasst. Beispiel für diese Intelligenz ist das Ausfiltern der benötig-

ten Nährstoffe aus dem Blut sowie das Fernhalten des Entbehrlichen. Der Prozess der Verdauung, Aufnahme etc. bezeugt den Geist der Zelle, sowohl in der einzelnen Zelle als auch im Zellverbund. Das Heilen von Wunden – das Strömen der Zellen zu dem Ort, an dem sie erforderlich sind – und viele weitere Beispiele, mit denen Physiologen vertraut sind, sind Beweis für dieses Zell-Leben und die mentale Aktivität.

Der gesamte Körper besteht aus diesen winzigen Zellen. Dies gilt nicht nur für Weichteile und Muskeln, sondern auch für harte, knöcherne Teile bis hin zum Zahnschmelz. Die Gestalt dieser Zellen ist der zu leistenden Arbeit perfekt angepasst, auch physikalisch. Jede Zelle ist praktisch ein Individuum, voneinander separiert und mehr oder weniger unabhängig, wenn auch der Kontrolle des organischen Geistes und noch höher, des Instinktiven Geistes unterworfen.

Die Zellen sind unablässig im Einsatz und erfüllen ihre spezifischen Aufgaben wie die gut ausgebildeten Soldaten einer Armee. Manche Zellen sind ständig aktiv, andere gehören zur Reserve und müssen in Aktion treten, wenn dringende Pflichten rufen. Manche agieren stationär, andere sind bei der Erfüllung ihrer speziellen Aufgaben ständig in Bewegung. Manche arbeiten als Müllabfuhr, andere transportieren nährende Stoffe in alle Körperregionen.

Das Zell-Leben hat man mit einer großen und wohlgeordneten Gemeinschaft verglichen, in der jedes Individuum seiner eigenen Tätigkeit nachgeht – alles zum Wohle des Ganzen. Die Gemeinschaft ist nicht klein – geschätzte 75 Milliarden allein die roten Blutkörperchen. Sie agieren als Transportmittel des Körpers, durch Arterien und Venen fließend, ihre Ladung Sauerstoff von den Lungen zu den vielfältigen Körpergeweben transportierend, die dem jeweiligen Organ Leben und Kraft einhauchen. Bei ihrer Rückkehr durch die Venen befördern sie die Abfallstoffe des Sys-

tems. Wie Handelsschiffe verfrachten diese Zellen Ladung – sowohl bei der Überfahrt in die Ferne als auch bei der Fahrt in den Heimathafen.

Andere Zellen verrichten Polizeiarbeit und schützen das System vor Bakterien etc., die Störungen im System verursachen könnten. Diese Polizisten agieren brutal und lassen den Eindringling verschwinden, indem sie ihn schlicht fressen. Wenn dies nicht gelingt, versammeln sie sich in großer Zahl und vertreiben Störenfriede mithilfe von Pickeln oder Pusteln aus dem System.

Die Zellen sind es auch, die den Körper zu ständiger Erneuerung befähigen. Jeder Teil unseres Körpers wird pausenlos mit neuem Material repariert. Es sind Zellen, die diese Arbeit leisten. Millionen dieser kleinen Arbeiter sind ständig in Bewegung oder arbeiten stationär, erneuern verbrauchtes Gewebe, ersetzen es durch neues Material und transportieren gleichzeitig verbrauchtes und ausgesondertes Material aus dem System.

Jede einzelne Körperzelle, wie untergeordnet ihre Aufgabe auch sein mag, besitzt ein instinktives Wissen darüber, was für ihr Leben und ihre Aufgabe wichtig ist. Sie nimmt Nahrung auf und vervielfältigt sich, indem sie sich vergrößert und teilt. Sie besitzt offenbar ein Gedächtnis und manifestiert Geist-Handeln auch noch auf anderen Wegen. Wir halten es nicht für zweckmäßig, hier tiefer in das Thema einzusteigen, und erwähnen diese Fakten nur, damit die Leserinnen und Leser verstehen, dass diese Zellen lebendige Wesen mit eigener Geist-Aktivität sind.

Diese Zellen bauen sich zu Organen, Körperteilen, Geweben, Muskeln etc. auf und formen gleichsam Zell-Gemeinschaften, in denen sich zusätzlich zu ihrer unabhängig ablaufenden mentalen Aktion ihre Geiste offenbar verbinden. Im Falle der Leber beispielsweise besitzen die Millionen Zellen, aus denen dieses Organ besteht, einen Gemeinschafts-Geist, den man als »Leber-Geist«

bezeichnen könnte und der als eigenes Wesen agiert – selbstverständlich stets unter der Herrschaft des Instinktiven Geistes. In Zusammenhang mit dem Geistigen Heilen ist dieser Faktor sehr wichtig, denn sein Grundprinzip beruht darauf, dass diese Organe über ihren Geist einer bewussten mentalen Kontrolle und Führung zugänglich sind.

Jede Zelle gehört also zu einer Zell-Gruppe, jede Gruppe ist Bestandteil einer größeren Gruppe und so fort, bis das Ganze eine große Gruppe oder Gemeinschaft bildet, der Steuerung durch den Instinktiven Geist unterworfen. Die kleinen Geiste der gesamten Zell-Gemeinschaft verbinden sich unter der Kontrolle dieses großen Instinktiven Geistes. Gleichzeitig existieren untergeordnete Kombinationen und noch weiter darunter – bis man beim Geist der einzelnen Zelle ankommt. Der gesamte mentale Organismus der Zellen ist etwas Wunderbares und auch Überraschendes.

Die Steuerung der Zell-Gemeinschaften gehört zu den Aufgaben des Instinktiven Geistes. In der Regel macht er seine Arbeit sehr gut, wenn nicht manchmal der bewusste Intellekt störend eingreift und angstvolle und deprimierende Gedanken sendet. Der Intellekt drängt darauf, die bewährte Ordnung des Körpers zu stören. Die Einführung fremder Sitten und Gewohnheiten demoralisiert die Zell-Gemeinschaften und bringt Unordnung in ihre Reihen.

Manchmal kommt es dann in den Zell-Gemeinschaften und Gruppen zu einer Art Aufstand und man revoltiert gegen »Überstunden« oder ähnliche Belastungen. Hier nehmen wir uns die Freiheit und zitieren aus unserem Buch *Hatha Yoga*, um eine klare Vorstellung von solchen Zell-Rebellionen zu vermitteln: »Manchmal scheint es, als ob sich einige der kleineren Gruppen (bei Gelegenheit auch größere) in eine Art Streik begeben und sich gegen ungewohnte und unangemessene Arbeit auflehnen, die man ihnen aufzwingt und die zu Überstunden führen, oder gegen vergleich-

bare Anlässe wie zum Beispiel mangelhafte Ernährung. Diese kleinen Zellen verhalten sich, wie es auch Menschen unter den gleichen Bedingungen tun würden – eine Analogie, die auf Beobachter und Forschende oft überraschend wirkt. Diese Rebellionen oder Streiks scheinen sich auszubreiten, wenn die Dinge nicht in Ordnung kommen, und selbst wenn alles wieder im Lot ist, kehren die Zellen nur mürrisch zur Arbeit zurück. Statt wieder optimale Arbeit zu leisten, tun sie anfangs nur das Notwendigste, und auch nur, wenn sie dazu Lust haben. Eine Wiederherstellung normaler Verhältnisse durch verbesserte Ernährung, angemessene Aufmerksamkeit etc. wird nach und nach die normalen Funktionen wiederherstellen, wobei die Dinge beschleunigt werden können, wenn sich der Wille direkt auf die Zell-Gruppen richtet. Es ist erstaunlich, wie rasch Ordnung und Disziplin auf diese Weise zurückgewonnen werden können.«

Die Wissenschaft hat uns gezeigt, dass die alten Yogi-Lehren richtig sind: Krankheit ist stets Krankheit auf Zell-Ebene, und folglich haben wir das gesamte Problem im Griff, wenn es uns gelingt, Probleme auf der Zell-Ebene zu lösen. Diese Kontrolle kann man auf verschiedene Weise gewinnen. Die Beschreibung dieser Methoden und ihre Anwendung sind Thema dieses Buches.

Kapitel 5

Drei Formen des Geistheilens

Zum Schluss des vorigen Kapitels haben wir darüber gesprochen, dass die Kontrolle von Zellen, die körperliche Störungen offenbaren, durch verschiedene Formen des Mentalen Heilens gelingen kann. Drei Formen lassen sich unterscheiden:

1. *Prana-Heilung:* Man sendet Prana oder Vitalkraft in die betroffenen Körperzonen, was Zellen und Gewebe zu normaler Aktivität anregt. Abfallstoffe werden ausgeschieden und der Normalzustand wiederhergestellt. Die westliche Welt kennt diese Heilweise u. a. auch als »Magnetisches Heilen« etc. und viele Heilungen erfolgten nach ihren Prinzipien. Vielen Heilern war dabei das Grundprinzip unbekannt, obwohl sie ein gutes praktisches Wissen der anzuwendenden Methoden erworben hatten.

2. *Mentales Heilen:* Darunter versteht man die Beeinflussung der Zell-Geiste durch den Instinktiven Geist des Kranken. Diese Form des Heilens umfasst, was der westlichen Welt nun bekannt ist als »Mentales Heilen« (direkt oder aus der Ferne), »Suggestives Heilen«, »Geistheilen« etc.; hierher gehören auch viele religiöse Formen des Heilens bestehend aus Formen des Geistheilens im Kostüm religiöser Lehren und Theorien.

3. *Spirituelles Heilen:* Darunter versteht man eine hochstehende Form des Heilens ausgehend von einer Heilerin oder einem Hei-

ler, die sich auf einer hohen Stufe spiritueller Entwicklung befinden. Sie lassen das Licht ihrer höheren Geistigkeit über den Geist des Patienten strömen, baden ihn in einer Flutwelle höherer Gedankenkraft und heben ihn vorübergehend auf eine höhere Stufe des Seins. wenn man Gesprächen von Heilern mit ihren Patienten lauscht, ist diese Form des Heilens bei Weitem nicht so verbreitet, wie man annehmen könnte. In der Tat kommt sie sehr selten vor, und nur Heiler auf sehr hoher Stufe sind dazu fähig. Viele sind von ihrem Können überzeugt, bedienen sich aber nur der gewöhnlichen Methoden des Geistheilens und haben nicht die geringste Vorstellung davon, was echtes Spirituelles Heilen bedeutet. Aber das ist ohne Belang, solange das Resultat stimmt. Wir erwähnen es hier nur, damit sich die Leserinnen und Leser eine klare Vorstellung vom Thema als Ganzes machen können. Im weiteren Verlauf werden wir uns all diesen Formen des Geistheilens zuwenden.

Momentan ist nur wichtig, dass letztlich alle Formen des Heilens mit Gedankenkraft »Geistheilen« bedeutet. Auch das Prana-Heilen ist Geistheilen, denn Prana wird mithilfe des Geistes bewegt – ja, Prana *ist* der Geist, wie wir noch sehen werden. Krankheit oder Störung nennt man »körperlich« – mit anderen Worten, sie zeigt sich in den Zellen des physikalischen Körpers. Näher betrachtet erkennen wir, dass es sich um ein *geistiges Problem* der betroffenen Zellen handelt. Folglich kann nur dann Heilung zustande kommen, wenn man die geistige Ebene der Zelle anspricht und zu normaler Aktivität anregt. Viele Wege führen zum Ziel, aber sie alle sind *geistige Wege*, weil nicht die Methodik Heilung bringt, sondern der *Geist*, der durch den *Weg* angeregt wird. Diese Dinge kommen auf den folgenden Seiten zur Sprache.

Im nächsten Kapitel wenden wir uns jener Form des Geistheilens zu, die man »Prana-Heilen« nennt.

Kapitel 6

Prinzipien der Prana-Heilung

Bevor wir verstehen können, was Prana-Heilung bedeutet, sollten wir den Begriff »Prana« näher betrachten. Prana ist die Bezeichnung, die die Yogi-Philosophen der *Vitalen Kraft* oder Energie gegeben haben, die sich im Körper jedes lebendigen Wesens findet. Man könnte sie auch die Lebens-Kraft nennen. Prana ist letztlich dem Wesen nach eine geistige Kraft – die Energie des Geistes des Universums. Um hier jedoch metaphysisches Abgrenzen zu umgehen, entsprechen wir einfach dem Sprachgebrauch, *Prana* als etwas Eigenständiges zu betrachten – wie ja auch Geist und Materie.

Die Yogis lehren, dass Prana ein universales Prinzip ist, ein Etwas, das jeden Raum durchdringt und gemeinsam mit Geist und Materie die *Dreifache Manifestation des Absoluten* bildet. Wir klammern hier unterschiedliche Erscheinungsformen von Prana aus (Elektrizität, Wärme, Licht etc.) und befassen uns mit der Manifestation als *Vitalkraft* – dem einzigen Aspekt, der uns hier im Buch beschäftigen soll. Prana ist die Kraft, durch die alle Aktivität im Körper zustande kommt, die alle körperlichen Bewegungen ermöglicht, mit der sich alle Zeichen von Leben manifestieren. Wir haben Prana in den anderen Büchern ausführlich beschrieben und wollen uns hier nicht mehr als nötig wiederholen.

Prana ist jenes Lebensprinzip, das sich in der Luft, im Wasser und in der Nahrung findet, von wo aus es der lebendige Organismus aufnimmt, um es in seinem Körper arbeiten zu lassen. Wir

raten allen Leserinnen und Lesern, entweder *Die Wissenschaft des Atmens* oder *Hatha Yoga* zu lesen, um eine klarere Vorstellung von Prana zu gewinnen. Die Bücher enthalten zahlreiche Übungen, wie man Prana erwerben, speichern und einsetzen kann.

Das Grundprinzip des Prana-Heilens beruht auf der Tatsache, dass man Prana zwischen Menschen in vielfacher Weise übertragen oder senden kann. Die häufigste und wirksamste Methode ist der Gebrauch der Hände, die man über der kranken Person hin und her streicht und so gleichzeitig einen Strom von Prana in die betroffenen Körperzonen sendet. Das regt die trägen Zell-Gruppen zu neuer Tätigkeit an. Auf diese Weise übertragenes Prana wirkt neben der lokalen Besserung wie ein insgesamt stärkendes und belebendes Tonikum auf den Patienten.

Prana kann dem Patienten auch in Form *energiegeladener Gedanken* direkt aus dem Geist des Heilers gesandt werden. Dieser Weg kommt in den Schriften zum Thema in der Regel nicht oft vor, aber wir werden ihm im nächsten Kapitel über die Prana-Heilung viel Aufmerksamkeit widmen. Tatsächlich lässt sich wunderbar allein mit diesen Methoden heilende Arbeit erzielen, ohne andere Heilweisen zu bemühen.

Unseren Leserinnen und Lesern fällt sicher auf, dass wir uns nicht lange mit Theorie-Diskussionen aufhalten. Mit Absicht, denn dieses Buch ist ein Praxisbuch, und viel Theorie dürfte den Leserinnen und Lesern unserer übrigen Bücher schon bekannt sein. Das Thema »Heilen« steht zwar dort nicht im Brennpunkt, sie berühren jedoch die allgemeinen Vorstellungen an der Basis aller geistigen Phänomene.

Das Heilen von Kranken durch Auflegen der Hände ist seit den frühesten Tagen der Menschheit bekannt. So weit man die Geschichte zurückverfolgen kann, finden sich Hinweise auf solche Techniken. Man kann sicher davon ausgehen, dass der Brauch

schon vor der Einführung der Schrift verbreitet war. Man begegnet ihm heute bei allen Völkern der Erde. Eine intuitive Gewissheit im menschlichen Geist, dass von dort Heilung kommt, hat ihn wohl ins Leben gerufen.

Inder, Ägypter, Hebräer, Chinesen der Antike – sie alle waren wohlvertraut mit dieser Form des Heilens. Felsritzungen in Ägypten zeigen Heiler, die eine Hand auf den Bauch, die andere auf den Rücken des Patienten legen. Und die frühen Forschungsreisenden berichten aus China, dass dort vergleichbare Praktiken verbreitet waren.

Das Alte Testament ist reich an Darstellungen dieser Form des Heilens. Auch im Neuen Testament finden wir entsprechende Stellen. Saint Patrick hat in Irland Blinde geheilt, indem er seine Hände auf ihre Augen legte. Der Heilige Bernhard hat elf blinde Menschen geheilt und achtzehn Lahmen den Gebrauch ihrer Gliedmaßen zurückgegeben. Alles an einem einzigen Tag. Aus Köln erreicht uns die Kunde, dass er zwölf Lahme, drei Stumme und zehn Taube geheilt hat, sämtlich durch das Auflegen der Hände. Die frühkirchliche Geschichte spricht von zahlreichen Begebenheiten dieser Art. Selbst wenn man den Fantasiereichtum der Erzählungen berücksichtigt, der in solchen Fällen stets Beiwerk ist, lässt sich erkennen, wie viel Gutes diese Menschen auf diese Weise bewirken konnten.

Von Pyrrhus, dem König von Epirus, berichtet die Geschichtsschreibung, dass er Koliken und Krankheiten der Milz heilte, indem er die Person einfach nur berührte. Kaiser Vespasian hat Nervenkrankheiten, Lahmheit und Blindheit durch Handauflegen kuriert. Hadrian heilte Wassersucht, indem er die Kranken mit seinen Fingerspitzen anfasste. König Olaf heilte in Sekunden, indem er seine Hände auf den Leidenden legte. Die frühen Könige Englands und Frankreichs heilten Kropf und Halsprobleme mit der »Berührung des Königs«. In England gab es eine Krankheit (das »Königsleiden«), das angeblich nur die Berührung des Königs heilen konnte.

Die Habsburger Könige konnten scheinbar Stottern durch einen Kuss heilen. Plinius berichtet, dass es in alter Zeit Menschen gab, die einen Schlangenbiss durch Berührung heilen konnten. Zahlreiche religiöse Würdenträger haben Krankheiten durch Handauflegen geheilt. Greatrakes in Irland sorgte sogar für Aufruhr und sah sich Verfolgungen ausgesetzt, weil er alle möglichen Krankheiten auf diese Weise kuriert hatte. Sein Erfolg beim Heilen von Krankheiten, die eigentlich nur die »Berührung des Königs« hätte kurieren sollen, ließ viele in ihm einen potenziellen Thronanwärter sehen. Im 17. Jahrhundert vollbrachte ein Gärtner namens Levret viele wundersame Heilungen in den Straßen von London, indem er mit seinen Fingern über die Leidtragenden strich. 1817 heilte ein schlesischer Gastwirt namens Richter Tausende mit Handauflegen.

Prana-Heilung, das wird deutlich, trat zu allen Zeiten und unter allen Völkern in Erscheinung. Wer genügend Selbstvertrauen besaß, solche Heilungen durchzuführen, galt als Mensch mit besonderer Gabe. Faktum ist jedoch, dass jeder Mensch diese »Gabe« hat und sie von jedem ausgeübt werden kann, der genügend Selbstvertrauen besitzt und bereit ist, die Sache mit Herz anzugehen.

Vor über 2500 Jahren haben die alten Yogi-Lehrer aus dieser Heilmethode eine Wissenschaft gemacht, und Reste ihres Wissens haben sich über die ganze Welt verbreitet. Die Ägypter übernahmen ihr Wissen von den großen Yogi-Lehrern und errichteten eigene Schulen. Die Griechen erwarben ähnliches Wissen aus Indien und Ägypten. Von den Hebräern und Assyrern heißt es, dass sie ihre Kenntnisse aus ägyptischen Quellen bezogen haben. Die frühen Ärzte der Griechen verabreichten die Hauptbehandlun-

gen durch das Auflegen der Hände und dann durch manuelle Behandlung der betroffenen Körperzonen. Die Heilbehandlung gehörte dort in die Zuständigkeit der Priesterorden, die allgemeine Bevölkerung durfte an deren Mysterien nicht teilhaben. Hippokrates schrieb: »Die Leiden des Körpers erkennt die Seele sehr wohl mit geschlossenen Augen. Weise Ärzte, auch unter den Alten, sind sich bewusst, wie wohltuend es für das Blut ist, sanft mit den Händen über den Körper zu streichen. Viele erfahrene Ärzte sind der Meinung, dass die Wärme, die aus der Hand fließt, höchst förderlich und wohltuend für die Gesundheit ist, wenn dem Kranken übertragen. Dieses Heilmittel kann bei plötzlichen wie auch chronischen Schmerzen Anwendung finden, ebenso auch bei verschiedenen Schwächezuständen, wobei sie sowohl erneuernd als auch kräftigend wirkt. Während ich meinen Patienten auf diese Weise Linderung verschaffte, schien es mir oft, als ob eine außerordentliche Eigenschaft meiner Hand den befallenen Körperstellen Schmerzen und diverse Unreinheiten entzog, indem ich meine Hand auf die Stelle legte und meine Finger dorthin weisen ließ. Manchen Gelehrten ist also bekannt, dass über bestimmte Gesten und Berührungen den Kranken Gesundheit eingepflanzt werden kann, wie auch manche Krankheiten von einem auf den anderen übergehen können.«

Äskulap behandelte Krankheiten, indem er betroffene Körperstellen anhauchte und mit seinen Händen darüberstrich. Als Bestandteil ihrer religiösen Riten und Zeremonien vollbrachten die alten Druiden ebenfalls auf diese Weise Heilungen. Tacitus, Vopiscus und Lampridius berichten über diese Dinge von den Druiden und legen Zeugnis ab über ihre wunderbaren »Gaben«.

Mittelalterliche Aufzeichnungen sind prallvoll mit ähnlich lautenden Berichten wundersamer Heilungen durch Handauflegen, wobei man zumeist die Kirchen als Bühne für die Heilungen be-

nannte. Van Helmont, der in der ersten Hälfte des 17. Jahrhunderts lebte, war offenbar wohlvertraut mit den Prinzipien der Prana-Heilung, denn er schreibt: »Magnetismus ist überall wirksam, und mit Ausnahme des Namens ist nichts daran neu; absurd scheint er nur für jene, die ohnehin alles ins Lächerliche ziehen und die der Macht Satans alles zuschreiben, was sie selbst nicht erklären können.«

Etwa zur selben Zeit lehrte ein Schotte namens Maxwell ähnliche Heilmethoden. Er glaubte an einen vitalen Geist, der das Universum durchdringt und den der Mensch anzapfen konnte, um Krankheiten zu kurieren. 1734 lehrte Pater Hehl von der Existenz eines universellen Fluidums, das man nutzen könne, um zu heilen. Er brachte viele wunderbare Heilungen zustande, bis er aus der Kirche vertrieben wurde, weil er angeblich die Macht des Teufels besitze und Hexerei betreibe. Mesmer lehrte die Theorie vom »Animalischen Magnetismus« und vollbrachte mit seiner Hilfe Heilungen, wobei er bei den Anwendungen stets seine Hände benutzte. Mesmer hinterließ viele Anhänger und Schüler, von denen viele zu Prominenz aufstiegen, darunter der Marquis von Puysegur.

In Deutschland gewannen Mesmers Lehrsätze (und später die darauf aufbauenden Lehren) große Popularität und Prominenz. Bremen war ein großes Zentrum der Lehre vom »Animalischen Magnetismus« und vor dort breitete sie sich in ganz Deutschland aus. Die Regierung Preußens interessierte sich besonders dafür und errichtete ein Krankenhaus für die Heilung von Krankheiten mit »magnetischen« Behandlungen. Verschiedene Regierungen verabschiedeten strenge Gesetze, um die magnetischen Behandlungen in den Händen schulmedizinischer Zirkel zu belassen.

Und so verbreiteten sich die neuen Lehren von Land zu Land. Oft unterdrückt durch staatliche Einmischung, angezettelt von Opposition aus Medizinerkreisen, blühen sie dennoch in vielfältiger Ge-

stalt und unter verschiedenen Theoriegebäuden. Große Verbreitung fanden sie in den USA und Großbritannien, fortentwickelt sowohl aus verschiedenen Schulen des »Magnetischen Heilens« als auch aufgrund der weiten Verbreitung der New-Thought-Bewegung. Viele Theorien ranken sich um die Ursachen, von rein materiell diktierten bis zu religiösen Konzepten. Unabhängig von den Theorien ging die Arbeit weiter, Heilungen fanden statt. Das Auflegen der Hände spielte bei all diesen Formen des Heilens eine Rolle, fern aller Theorie und Namen ihrer Schulen.

Viele glauben noch immer, diese Heilkunst sei einer besonderen Gabe zu verdanken, die nur bestimmten Menschen verliehen worden ist. Das ist jedoch nicht der Fall, denn die »Gabe« des Heilens ist jedem Menschen angeboren. Manche sind natürlich darin geschickter als andere, weil ihr Temperament sie für diese Arbeit besonders tauglich macht. Doch alle Menschen können diese Gabe kultivieren und zum Blühen bringen.

Wir wollen hier den Auffassungen, die der Prana-Heilung zugrunde liegen, nicht viel Raum geben, denn in diese Kategorie gehören sämtliche Formen des Heilens durch Handauflegen, trotz vielleicht widersprüchlicher Theorien und Etiketten. Ein kurzer Abriss der Grundideen mag hier genügen.

Vielleicht ist es besser, das Wort »Prana« dem gleichzusetzen, was wir als Lebens- oder Vitalkraft bezeichnen. Um das Wesen von Prana zu erläutern, werden wir uns im Folgenden also des Begriffs »Vitalkraft« bedienen.

Vitalkraft bildet den Urgrund aller physikalischen Aktivitäten des Körpers. Sie verursacht die Blutzirkulation, die Bewegung der Zellen, alle Abläufe, auf denen das Leben des physischen Körpers beruht. Ohne die Vitalkraft gäbe es weder Leben noch Bewegung noch Handeln. Diese Kraft ist es, die einen Willensakt vom Ner-

vensystem ausgehen lässt, wenn wir Muskeln in Bewegung versetzen wollen. Und diese Kraft ist es, die die Muskeln zur Bewegung veranlasst.

Hier das wahre Wesen und die Essenz dieser Vitalkraft zu diskutieren ist sinnlos und würde uns weit in die weiteren Abschnitte des Themas führen. Für unsere Zwecke genügt es im Augenblick, dass sie existiert und bei der Heilung von Krankheiten eingesetzt werden kann. Ein Elektriker – auch der am besten ausgebildete – weiß nichts über die wahre Natur der Elektrizität und dennoch kann er die wunderbarsten Dinge damit vollbringen und auch die Anwendungsgesetze verstehen. So auch mit der Vitalkraft: Um ihre wahre Natur und ihren Ursprung zu verstehen, müsste man die wahre Natur und den Ursprung des Universums verstehen. Dennoch bedient sich der Mensch zu jeder Sekunde dieser Kraft und kann sie auch anderweitig einsetzen, etwa zur Heilung von Kranken.

Der Mensch empfängt seinen Vorrat an Vitalkraft aus der Nahrung, die er zu sich nimmt, aus dem Wasser, das er trinkt, und vornehmlich aus der Luft, die er atmet. Er kann auch eine mentale Energiequelle anzapfen, aus der er die Kräfte des großen Energiespeichers bezieht – des Universellen Geistes. In unseren Büchern *Die Wissenschaft des Atmens* und *Hatha Yoga* haben wir dieses Thema ausführlicher behandelt, und alle Schülerinnen und Schüler des Geistheilens sollten sich mit diesen Büchern vertraut machen, wenn noch nicht geschehen. Die Vitalkraft ist gespeichert im Gehirn und in den großen Nervenzentren des Körpers, aus denen sie abgerufen wird, um den Dauerbedarf des Systems zu decken. Über die Leitungen des Nervengewebes wird sie in alle Körperzonen verteilt. Jede Nervenzelle wird pausenlos mit Vitalkraft aufgeladen und sogleich wieder aufgefüllt, wenn sie sich erschöpft. Jeder Nerv steht unter Strom und lässt Vitalkraft fließen. Jede Zelle

enthält zu jeder Zeit – einmal mehr, einmal weniger – Vitalkraft, wo auch immer sie sich befindet oder welche Arbeit sie verrichtet.

Ein kräftiger, gesunder Mensch ist mit einem ordentlichen Vorrat Vitalkraft aufgeladen, die in alle Körperregionen fließt, die erfrischt, stimuliert und zu Aktivität und Energie anregt. Sie umgibt obendrein seinen Körper wie eine Aura, die jeder, der mit ihm in Kontakt kommt, spüren kann. Fehlt es an Vitalkraft, wird man kränklich, es mangelt an Vitalität etc., und erst wenn die Vitalkraft-Speicher aufgefüllt sind, tritt der Normalzustand wieder ein.

In Schulmediziner-Kreisen ist man durchaus bereit, an die Existenz einer Vitalkraft zu glauben – wenn auch mit unterschiedlichen Ansichten, was die Herkunft betrifft. Und man beharrt stur darauf, dass man sie über die Grenzen des Nervensystems einer Person, die sie erzeugt oder manifestiert, nicht weitergeben könne. Dem widerspricht natürlich die Erfahrung zahlloser Menschen, die es nicht vermuten, sondern *wissen*: Vitalkraft, Prana oder Magnetismus, wie auch immer man es nennen mag, kann an den Körper eines anderen Menschen übertragen werden, der dadurch gekräftigt und belebt wird.

Viele Befürworter und Praktizierende dieser Heilweise haben in der Öffentlichkeit Verwirrung gestiftet, weil sie ihr die Bezeichnung »Magnetismus« oder »Magnetisches Heilen« gegeben haben. An der Vitalkraft ist nichts »Magnetisches«, denn sie entspringt einer völlig anderen Quelle (obwohl natürlich alle Formen von Kraft und Energie aus demselben Urgrund stammen). Die Vitalkraft spielt ihre eigene Rolle im Gleichgewicht der Natur – eine Rolle, die sich vom Magnetismus grundlegend unterscheidet. Sie unterscheidet sich von allen anderen Phänomenen und kann nur mit sich selbst verglichen werden.

Alle Menschen besitzen Vitalkraft in höherem oder geringerem Maße, alle Menschen besitzen die Fähigkeit, ihren Vitalkraft-Spei-

cher zu vergrößern, ihre Vitalkraft an andere Menschen zu senden und dadurch Krankheiten zu heilen. Mit anderen Worten: Alle Menschen sind potenzielle Heiler. Es ist viel darüber geschrieben und gesprochen worden, dass bestimmte Menschen in dieser Heilkunst besonders talentiert sind. Tatsache aber ist, das allen Menschen dieses Geschenk zuteil geworden ist und dass es jeder Mensch durch Selbstvertrauen und Übung zur Entfaltung bringen kann. Zu dieser Entfaltung einzuladen ist das Ziel dieses Buchabschnitts.

Grundlage der Prana-Heilung ist es, die Zellen des betroffenen Körperteils mit einem frischen und vollständigen Vorrat an Vitalkraft oder Prana zu füllen, damit die Zellen zu normaler Funktion zurückkehren können; eine angemessene Zell-Tätigkeit wiederum führt dann zur Wiederherstellung der vorherigen Aktivität des Organs und lässt das gesamte System gesunden. Gesundheit bedeutet ja letztlich nichts anderes als *normale Funktion.*

Kapitel 7

Praxis der Prana-Heilung

Der Gebrauch der Hände zum Heilen entspringt offenbar einem Naturinstinkt des Menschen. Von Natur aus legt eine Mutter die Hände auf den Kopf des Kindes, wenn es über einen Sturz oder eine Verletzung spricht, und stets wirkt das Kind durch die Berührung der Mutterhände beruhigt und erleichtert. Wie oft sehen und hören wir Mütter, die ihre Kinder auf diese Weise besänftigen: »Es wird alles gut werden, mein Liebling, Mama hat es in Ordnung gebracht, geh jetzt wieder spielen.« Und das Kind geht, während die Tränen auf der Wange trocknen.

Wenn wir uns selbst verletzen, wie natürlich erscheint es uns, die Hand auf die Stelle zu legen und so die Schmerzen zu lindern. Das Heilen von Kopfschmerzen durch Handauflegen ist weit verbreitet, und die Berührung der Krankenschwester bringt dem Kranken Linderung. Diese einfachen Bewegungen, ihrem Wesen nach fast instinktiv, bilden das Fundament der Praxis der Prana-Heilung. Der Prozess ist so simpel, dass man ihn kaum eigens lehren müsste, aber in diesem Buch möchten wir Ihre Aufmerksamkeit auf einige der besten Methoden lenken – praktiziert von Menschen, die es in der Anwendung dieser Heilmethode weit gebracht haben.

Die wichtigsten Methoden zur Übertragung von Vitalkraft oder Prana in der Heilarbeit sind bekannt als:

(1) *Blicken* – beziehungsweise Übertragung mit den Augen,
(2) *Ausstreichen*[5] – Übertragung mit den Händen,
(3) *Atmen* – Übertragung durch den Atem.

Alle diese Methoden sind wirksam und können sogar gemeinsam und gleichzeitig verwendet werden.

Nachdem die Übertragung von Vitalkraft in erster Linie auf geistige Aktivität zurückgeht und das Auge als Kanal für mentale Kräfte bekannt ist, kann es folglich als tauglicher Vermittler oder Überträger dienen. Streicht der Heiler während einer Behandlung über die betroffenen Stellen, wird er feststellen, dass sich die Wirkung erhöht, wenn er die behandelte Stelle intensiv betrachtet, seinen Geist fokussiert und beabsichtigt, dass Kraft in jenen Körperteil strömt und die kranken Zellen stärkt, damit sie ihre Arbeit wieder angemessen verrichten können.

Viele Heiler benutzen während der Heilarbeit ihren Atem mit ausgezeichnetem Erfolg. Die Anwendung erfolgt in der Regel durch das Anhauchen der betroffenen Stellen, wo der warme Atem offenbar wunderbar anregende Wirkung zeitigt. Möglich ist auch das Anhauchen eines Stücks Flannell-Stoff, das dann direkt auf die befallenen Stellen aufgelegt wird. Dabei speichert es einen großen Teil der Wärme, wird aber sehr schnell zu warm. Diese Methoden kommen später noch zur Sprache.

Die wichtigste Form der Übertragung von Vitalkraft ist bei dieser

---

5 »Ausstreichen« ist der derzeit gebräuchlichste Ausdruck für diese Form der Übertragung heilender Energien. Er ist insofern etwas irreführend, weil es ja gleichzeitig sowohl um das Zuführen heilender Energie geht als auch um das Ausleiten negativer Belastungen physikalischer oder geistiger Natur. Es genügt aber, sich diese beiden Vorgänge als gegenseitig bedingend und untrennbar vorzustellen und bei dem Begriff zu bleiben.

Art der Heilarbeit der Gebrauch der Hände mithilfe von *Ausstreichen* und *manuellen Techniken.* Wenden wir uns zuerst dem Ausstreichen zu und im Verlauf dann verschiedenen weiteren Methoden manueller Therapie.

Die Position der Hände beim Ausstreichen lässt sich etwa so veranschaulichen: Halten Sie die Hände auseinander, mit ausgestreckten und *gespreizten* Fingern. Wenn Ihr Patient auf einem Stuhl sitzt, heben Sie die Hände über seinen Kopf und lassen Sie sie dann vor ihm abwärtswandern (ohne ihn zu berühren!), bis sie das Ausstreichen mit einer schwingenden Bewegung etwa auf Höhe der Knie beenden. Wenn das Ausstreichen beendet ist, schütteln Sie die Hände kurz seitwärts aus, als ob sie nass sind und sie das Wasser abschütteln wollen. Lassen Sie dann die Hände nach oben wandern, offen und *mit jetzt angelegten Fingern,* entlang der Seiten des Patienten, die Handflächen auf die Seiten des Patienten gerichtet. Haben die Hände wieder die Kopfdecke erreicht, lassen Sie sie wieder vor dem Patienten herabwandern, Finger ausgestreckt und gespreizt. Visualisieren Sie vor Ihrem geistigen Auge, wie Sie ihn in einem Strom von Vitalkraft baden, der aus Ihren Fingerspitzen fließt. So werden Sie bald die *Kraftbewegung* entwickeln. Jeder Heiler hat seine eigenen Lieblingsbewegungen, die er ganz intuitiv herausbildet. Das Abwärtswandern der Hände vermittelt dem Patienten entspannende Gefühle, während die Aufwärtsbewegung vor dem Gesicht ein Gefühl der wachen Aufmerksamkeit und Aktivität weckt.

Während der Durchgänge, denen wir uns jetzt zuwenden wollen, gibt es verschiedene Abwandlungen. Der Schüler sollte sich mit den verschiedenen Abläufen vertraut machen, sodass er nicht ungeschickt wirkt, wenn er an einem nach Linderung Suchenden arbeitet. Vertrautheit mit den Bewegungen vermittelt Vertrauen,

das kaum auf andere Weise hergestellt werden kann, und nebenbei befreit es den Geist des Heilers von der Sorge um Details und befähigt ihn, seine Aufmerksamkeit auf die Heilarbeit zu richten.

Senkrechte Durchläufe erfolgen wie oben erwähnt abwärts, entlang des Körpers. Man macht sie immer entlang der betroffenen Körperregion, ob das Kopf, Brust, Gliedmaßen oder ein anderer Körperteil ist. Sie erfolgen immer abwärts gerichtet, niemals aufwärts. Wie oben beschrieben sollte man immer visualisieren, wie die Fingerspitzen einen Strom Vitalkraft aussenden. Die Finger müssen gespreizt sein, die Handflächen nach unten weisen. Die Bewegungen müssen abwärts erfolgen, mit ausgestreckten Fingern, die Aufwärtsbewegungen jedoch entlang der Seiten des Patienten, die Finger angelegt und die Handflächen zu den Seiten des Patienten gerichtet. Der Abstand ist nicht genau festgelegt, sondern Ihrem Gefühl überlassen, das Ihnen schon bald den persönlich richtigen Abstand melden wird; das kann in manchen Fällen viel näher sein als in anderen. Wenn Sie das Gefühl haben, dass der Abstand »ungefähr so passt«, geben Sie sich zufrieden, dass Sie den richtigen Abstand für die beste Wirkung aufgespürt haben.

Generell lässt sich sagen, dass langsame Bewegungen im Abstand von etwa acht bis zwölf Zentimetern Gefühle von Erleichterung, Linderung und Erholung bringen. Schnellere Bewegungen in etwa 30 Zentimetern Distanz haben eine anregende Wirkung und bringen ein Gefühl von Aktivität und Energie in die betroffene Körperregion. Noch stimulierender wird die Wirkung, wenn die Durchgänge noch schneller und kraftvoller in etwa 60 Zentimetern Abstand zum Körper gemacht werden. Letztere regen meist den Kreislauf an und inspirieren lethargische Organe zu mehr Aktivität.

Beim Transversal-Ausstreichen bewegt man die Hände horizontal zum Körper oder zur betroffenen Körperzone. Dabei dreht man

die Hand, sodass die Handflächen seitwärts und nach außen statt nach innen gerichtet sind. Das erfordert eine eigentümliche Drehung des Handgelenks, aber diese Haltung wird schon bald vertrauter. Wenn die Hände in der richtigen Position sind, bewegen Sie sie nach außen, seitwärts vor den Körper oder Körperteil. Bei der Rückwärtsbewegung drehen Sie die Handflächen um, sodass sie nach innen zeigen und die beiden Handflächen statt der Handrücken einander zugewandt sind. Diese Form des Ausstreichens hat sich als sehr wirksam erwiesen, um die befallenen Körperzonen zu lockern, nachdem sich dort ein Stau gebildet hat. Oft ist es eine gute Sache, diese Form der Behandlung anzuwenden, bevor man sich den regulären senkrecht verlaufenden Ausstreich-Durchgängen zuwendet.

Eine wertvolle Behandlungsmethode ist in manchen Fällen die sogenannte *Handflächen-Präsentation*. Dabei präsentiert man dem betroffenen Körperteil die Handfläche in einem Abstand von etwa 15 Zentimetern oder sogar weniger und belässt sie dort einige Minuten. Das geschieht in der Regel mit nur einer Hand und wirkt anregend und kräftigend.

Ähnlich funktioniert die *Finger-Präsentation:* Man streckt die Finger der rechten Hand aus, präsentiert sie dem betroffenen Körperteil in einer Distanz von etwa 15 Zentimetern und hält sie so einige Minuten lang, wobei die Vitalkraft aus den Fingerspitzen in die Körperstelle fließt. In manchen Fällen erzielt man so die besten Ergebnisse.

Eine Variation der Finger-Präsentation besteht in der *Kreis-Präsentation:* Man hält die Finger einige Momente wie oben beschrieben und beginnt dann mit der Hand (im Abstand von 15 Zentimetern) eine kreisförmige Bewegung im Uhrzeigersinn. Das wirkt sehr anregend.

Eine weitere Abwandlung ist das *Durchbohren:* Man gibt den Fin-

gern kleine Drehbewegungen im Uhrzeigersinn, als ob Sie Löcher in den Körper des Patienten bohren wollen (im Abstand von etwa 15 Zentimetern). Diese Bewegung wirkt ebenfalls äußerst stimulierend und bringt neue Aktivität in Körperzonen, die träge und blockiert waren. Auch macht sich in den behandelten Zonen oft ein Gefühl von Wärme breit.

Es sei darauf hingewiesen, dass diese Präsentations-Behandlungen unterschiedlich intensiv wirken. Die Handflächen-Präsentation wirkt am sanftesten. Die nächste Stufe ist die Finger-Präsentation, die schon erheblich stärker wirkt. Dann die Kreis-Präsentation, die eine noch höhere Energie-Ebene einnimmt, und zuletzt das Durchbohren, das am intensivsten wirkt.

Sehr gute Resultate bringt in bestimmten Fällen das *Auflegen der Hände*, das einfach darin besteht, die Hände (die Handflächen natürlich) direkt auf die Haut über der betroffenen Stelle zu legen und dort einige Augenblicke lang ruhen zu lassen. Dann hebt man sie ab, reibt die Handflächen kräftig aneinander und legt sie wieder auf dieselbe Stelle. Einige Male wiederholen – und es werden sich deutliche Ergebnisse einstellen. Bei Kopfschmerzen ist das eine der beliebtesten Methoden, sie kann aber bei fast jeder Art von Störung eingesetzt werden, wobei man je nach Art des Notfalls die Position der Hand verändert. Bei Neuralgien etc. hat sich diese Form der Behandlung als sinnvoll erwiesen, um Schmerzen zu lindern.

Streichen ist eine Behandlungsform, die für die Steuerung des Kreislaufs sehr wertvoll ist und ihn ins Gleichgewicht bringt, wenn eine Neigung zu Unregelmäßigkeit besteht. Es hat eine beruhigende Wirkung und ist eine gute Methode, eine beliebige Behandlung sanft abzuschließen und zu Ende zu bringen.

Streichen wird durch den zarten Kontakt der Fingerkuppen mit dem Körper des Patienten ausgeführt, entweder auf den betroffenen Körperstellen oder auf dem ganzen Körper. Man sollte diese Bewegungen immer abwärts und nach außen ausführen, niemals aufwärts und nach innen. Ebenso auch immer nur in eine Richtung, nicht hin und her. Die Fingerkuppen sollten nur sehr sanft über den Körper wandern, mit sehr leichtem Kontakt, nicht einmal das Gewicht der Hand sollte dem Körper aufliegen. »Leichtigkeit, Luftigkeit, Sanftheit« – diese Worte beschreiben die Bewegung am besten. Ein wenig Übung vermittelt dem Schüler die angemessene Technik.

Wenn Sie den ganzen Körper des Patienten »streichen« wollen, bietet es sich an, den Vorgang in zwei verschiedene Behandlungsschritte zu trennen: 1.) Vom Kopf bis zur Taille und 2.) von der Taille abwärts bis zu den Füßen. Bei einem *Ganzkörper-Steichen* wäre es sinnvoll, dem Brustbereich und der Bauchregion viel Aufmerksamkeit zu schenken, um die Organe anzuregen und ihren »Magnetismus« ins Gleichgewicht zu bringen.

Vielleicht sollte man hier daran erinnern, dass die alte und bewährte *Methode des Reibens* nur ein weiterer Kanal für die Übertragung von Vitalkraft oder Prana ist. Diese Behandlungsmethode ist so alt wie die Menschheit und wurde zu allen Zeiten von allen Völkern ausgeübt. Alpini berichtet in seinem Werk *De Medicinae Egyptiorum*, dass die ägyptischen Priester in mystisches und medizinisches Reiben eingeweiht waren. Sie verwendeten diese Technik zur Behandlung chronischer Krankheiten. Bei Hippokrates standen Reibe-Techniken hoch im Kurs und er wandte sie offensichtlich häufig an. Er schrieb darüber: »Ein Arzt sollte viele Dinge wissen; er sollte nicht unvertraut mit dem Nutzen sein, der vom Reiben ausgeht. Mit seiner Anwendung gehen durchaus gegensätz-

liche Wirkungen einher; steife Gelenke lassen sich lockern, Tonus und Kraft können Gelenken gegeben werden, die zu schlaff sind.« Vor fast zweitausend Jahren war Celsus ein energischer Fürsprecher dieser Behandlungsmethode. In seinen Büchern gibt er ihnen viel Raum und beweist so ganz nebenbei, dass man sie schon lange vor seiner Zeit kannte und ausübte.

Im Alten Rom gehörte Reiben zu den beliebtesten Therapieformen und wurde regelmäßig von den wohlhabenden Schichten angewandt, um bei guter Kondition zu bleiben – eine Praxis, die auch heute viele pflegen, u. a. unter dem Namen »Massage«. Alexander von Tralles, ein griechischer Arzt des 6. Jahrhunderts, war eingeweiht in mystische Reibe-Techniken und machte sie zum Bestandteil seines Repertoires. Er gab an, dass sie helfen, kranke Stoffe auszuscheiden, das Nervensystem zu beruhigen und das Schwitzen zu erleichtern. Sie helfen auch, Krämpfe zu lindern, und seien wirksam bei einer Anzahl weiterer Beschwerden. Er schrieb viel über dieses Thema und pflichtete Hippokrates bei, dass man dieses »geheime Reiben« nur »erhabene Menschen« lehren möge und nicht zulassen dürfe, dass es Allgemeingut würde. Peter Borel, der Leibarzt Ludwigs XIII. von Frankreich, berichtet, dass ein gewisser Degoust, ein Beamter am Hofe von Nîmes, zahlreiche Menschen durch Reiben ihrer Gliedmaßen heilte.

In der heutigen Zeit ist Massage zu Recht eine beliebte Form der Behandlung, und auch die Schule der Osteopathie gewinnt immer mehr Anhänger. Abgesehen von den unterschiedlichen Wirkungen, die deren Praktiker den beiden Techniken zuschreiben, geht von der Übertragung von Vitalkraft vom Heiler an den Patienten großer Nutzen aus, ob das der Ausübende nun eingesteht oder nicht.

Soll eine Körperregion mithilfe von Vitalkraft angeregt werden, dann möge der Heilende sanfte Bewegungen ausführen; mit Kör-

perkraft arbeiten ist weder wünschenswert noch notwendig, denn die Wirkung geht von der Übertragung von Vitalität aus, nicht von der reinen Handarbeit.

Bei der Anwendung dieser Behandlungsform sollte man die Handflächen und den unteren Abschnitt der Finger einsetzen. Fingerspitzen und Daumenende sollten etwas abgehoben werden. Heiler mit fleischigem unteren Daumenabschnitt können seine breite Oberfläche wirksam einsetzen. Die Bewegungen sollten abwärts gerichtet sein. Manche Praktiker vollführen andere Bewegungen als die oben beschriebenen: Sie üben gleich im Anschluss an den Handflächendruck einen speziellen Druck mit den flachen Enden ihrer Finger aus. Je nach Vorliebe können die Schüler beide Wege beschreiten. Manche Heiler erzielen die besten Resultate vom Einsatz der Finger-Enden, während andere ihren Gebrauch sorgfältig vermeiden. In beiden Fällen bediente man sich der speziellen Form der Behandlung, weil der Heiler fühlte, dass die Vitalkraft am besten mit dieser Methode übertragen wird. Seitens des Heilers ist es offenbar eine Sache des Gefühls; mit diesem Gefühl ist man auf der sicheren Seite. Es zeigt sich bei allen Menschen, nachdem sie mit den Behandlungen begonnen haben.

Einige Heiler haben eine weitere Behandlungstechnik, die *Kreisende Bewegung*, als sehr effizient beschrieben. Dabei vollführt man mit Händen und Fingern (wie oben beschrieben) über den betroffenen Zonen eine kreisförmige Reibe-Bewegung. Die Bewegungen sollten dabei immer im Uhrzeigersinn erfolgen, niemals in die andere Richtung. Die Technik regt die Zellaktivität an und ist in Fällen von träger Körperfunktion nützlich.

Eine weitere Behandlungsform kennt man auch als *Kneten*. Sie hat sich bei verkrampften Muskeln, Rheuma etc. als wertvoll erwiesen, wenn die Störung lokal begrenzt und nicht organisch bedingt ist. Das Kneten erfolgt durch das Umfassen der Muskeln

und Gewebe und ihr Bearbeiten gegen die angrenzenden Oberflächen. Drei verschiedene Formen sind bekannt: Oberflächen-Kneten, Handflächen-Kneten und Finger-Kneten.

Oberflächen-Kneten entspricht einer Art »Zwicken«. Man nimmt dabei die Haut fest zwischen Daumen und Zeigefinger, hebt sie ein wenig und lässt sie dann los, zurück in die Ausgangslage. Beide Hände kommen abwechselnd zum Zuge, wobei man systematisch über die Hautoberfläche wandert. Das ist eine sehr anregende Behandlung, nützlich etwa bei schlechter Durchblutung.

Handflächen-Kneten wird mit der ganzen Hand ausgeführt. Der Heiler packt die Haut beziehungsweise die Muskeln mit seiner Handfläche, die Finger sind geschlossen, der Daumen abgespreizt. Dann nicht die Daumenspitze einsetzen, sondern die Haut des Patienten zwischen Handfläche und Fingern fassen, wobei der untere Teil der Handfläche, die »Ferse der Hand«, und der weiche Daumengrund zum Einsatz kommen. Halten Sie die Haut fest, sie darf nicht rutschen. Kneten Sie tief, sodass Sie Muskel und Fleisch tief erfassen. Sie sollten gründlich bearbeitet werden, jedoch nicht so fest, dass sich ein Muskelkater einstellt. Also nicht zu viel Kraftaufwand, sondern sanft und bestimmt. Setzen Sie auch hier die Hände abwechselnd ein. Diese Methode kennt diverse Abwandlungen, die dem Heiler während seiner Praxis eingegeben werden. Er wird fühlen, dass seine Hände Lebendigkeit entwickeln, und er wird intuitiv den besten Weg erfühlen, wie er diese Lebendigkeit überträgt.

Finger-Kneten erfolgt durch Greifen der Haut zwischen Daumen und Zeigefinger und sanftes »Reiben« gegen die andere Hautseite oder gegen den Knochen.

Wenn Stimulieren das Gebot der Stunde ist, könnte man es mit *Klopf-Behandlungen* versuchen, von denen wir hier einige vorstellen möchten. Bei dieser Art der Behandlung sollte das Handgelenk locker und elastisch bleiben, ein verkrampftes Handgelenk leistet keine guten Dienste. Auch das Klopfen sollte elastisch und federnd erfolgen, Grobheit und Verletzungen sollte man unbedingt vermeiden.

Die erste Methode bei der Anwendung von Klopf-Behandlungen könnte man als *Hammer-Bewegung* bezeichnen; dabei wird der Körper mit der inneren flachen Oberfläche der halbgeschlossenen Faust, der Hand-Ferse und den geschlossenen Fingerspitzen abgeklopft.

Die zweite Klopf-Methode ist die *Schlag-Bewegung*. Dabei vollführt die Hand eine Art Karate-Bewegung, offen und mit aneinandergelegten Fingern, wobei der Schlag mit der Kleinfinger-Seite der Hand ausgeführt wird – wie ein Hackmesser beim Zerkleinern von Kräutern. Die Finger werden nur locker aneinandergelegt und berühren sich in vibrierender Bewegung, wenn der Schlag ausgeführt wird.

Die dritte Methode könnte man als *Klatsch-Methode* bezeichnen, wobei die Hand einen klatschenden Schlag ausführt – mit eher aneinanderliegenden Fingern wie beim Applaudieren.

Die vierte Methode ist das *Hohle Klatschen*. Dabei wird die Hand wie eine hohle Halbkugel gehalten, sodass sie einen dumpfen Klang erzeugt – ähnlich wie es manche Menschen beim Konzert machen, wenn sie beim Applaus einen lauten hohlen Klang mit den Händen erzeugen. Mit ein wenig Übung lässt sich diese Technik vervollkommnen.

Die fünfte Methode könnte man als *Tapping* bezeichnen. Dabei hält man die Fingerspitzen jeder Hand zusammen und klopft den Körper abwechselnd mit jeder Hand ab.

Eine beliebte Methode, Vitalkraft zu übertragen, ist die *Vibrationsbehandlung*. Dabei macht der Heiler mit seiner Hand eine Reihe vibrierender Bewegungen. Bei dieser Behandlung kommen meist die Finger zum Zug. Man legt sie fest auf die zu behandelnde Stelle, und dann übertragen die Armmuskeln eine feine zitternde, vibrierende Bewegung auf die Hand. Anfangs fällt diese Methode nicht leicht, aber mit etwas Übung gelingt sie. Eine sehr wirksame Technik, die der Patient wie einen elektrischen Strom empfindet. Sie dürfen dabei keinen Druck mit dem Handgelenk ausüben, und der Patient sollte nicht mehr als das Gewicht Ihrer Hand fühlen. Wird die Vibrationsbehandlung korrekt angewendet, sollte das Pulsieren die behandelte Stelle so durchdringen, dass eine unter den Körper gelegte Hand die Vibration wahrnehmen kann. Manche Lehrer haben diese Behandlungsform gelehrt, indem sie ein Glas Wasser auf den Tisch stellten und den Schüler baten, die Vibrationstechnik auf der Tischplatte anzuwenden. Wenn die Technik richtig ausgeführt wird, zittert das Wasser nur in der Mitte und schwankt nicht hin und her. Wir können den Schülerinnen und Schülern nur raten, der Vibrationsmethode Zeit und Aufmerksamkeit zu widmen, denn sie wird sich als höchst wirksam erweisen, wenn man sie meistert.

Zahllose Heiler haben die *Atemhauch-Behandlung* mit wunderbarem Erfolg angewendet. Diese Form der Behandlung ist ebenfalls seit prähistorischer Zeit bekannt. Arnobe berichtet, dass schon die alten Ägypter diese Methode mit großem Erfolg bei der Behandlung von Krankheiten angewendet haben, und manche behaupten gar, dass sie dem Ausstreichen und Handauflegen überlegen ist. Mercklin berichtet in seinem *Tractatus Physico Medicus* vom Fall eines kleinen, offenbar leblosen Kindes, das durch den Atem einer alten Frau wieder zu Kräften gebracht worden war. Borel be-

richtet von einer Sekte in einer Region Indiens, die mithilfe dieser Methode Krankheiten heilte, und auch heute gibt es in Indien manche Priester, die Kranke anhauchen und ihnen so neues Leben und Kraft spenden. Borel (der etwa Mitte des 17. Jahrhunderts lebte) berichtet vom Fall eines Dieners, der den offensichtlich toten Körper seines Herrn ins Leben zurückholte, indem er ihn anhauchte. Weiter schreibt er: »Ist es so erstaunlich, dass der Atem eines Menschen eine solche Wirkung erzielen kann, wenn Gott den Körper Adams anhauchte, um ihn lebendig zu machen? Ein winziger Bruchteil dieses göttlichen Hauchs ist es, der auch heute den Kranken gesund machen kann.« In Spanien kennt man die Ensalmadores, die mit Speichel und Atemhauch heilen.

Bei der Atemhauch-Therapie bringen die Heiler in der Regel zwei Methoden zum Einsatz. Die erste ist bekannt unter dem Begriff *Heiße Insufflation*. Dabei legen Sie ein sauberes Tuch oder eine Stoffserviette über den betroffenen Körperteil. Dann drücken Sie Ihren halb geöffneten Mund auf die bedeckte Stelle, sodass der Atem nicht seitlich entweichen kann. Atmen Sie dann langsam, aber zwingend aus, als ob Sie den Atem durch den Körper schicken möchten. Das Tuch wird sehr warm und der Patient wird die Wärme deutlich spüren. Bei einer anderen Form dieser Behandlung hält man die Lippen in zwei bis drei Zentimetern Entfernung vom Körper und haucht ihn dann an, wie man es auch im Winter mit kalten Händen tun würde. Bei der zweiten Methode würde man die Lippen schürzen und den Körper aus etwa 30 cm Entfernung anblasen, wie wenn man eine Kerze ausbläst. Das übt eine beruhigende Wirkung aus und kann sogar zu Schläfrigkeit führen – ebenfalls nützlich, um ein verstopftes Gehirn »durchzublasen«, etwa nach zu viel Gehirntätigkeit beim Lernen etc.

Auch die *Behandlung über die Augen* ist bei einigen Heilern sehr beliebt und wird von Ihnen folgendermaßen eingesetzt: Sie lassen ihren Blick über die Person oder die befallenen Körperstellen schweifen und baden den Patienten buchstäblich in Ihren »Strahlen«.

Vitalkraft wird oft mithilfe eines Zwischenglieds übertragen, beispielsweise mit einem Taschentuch, das zuvor »magnetisiert« beziehungsweise behandelt worden ist, so, als ob das Objekt selbst der Patient wäre. Um ein solches Objekt wie etwa ein Taschentuch zu magnetisieren oder zu behandeln, muss der Heiler mehrfach darüberstreichen, bis er fühlt, dass es aufgeladen ist und er mit seinen Bemühungen aufhören kann. Wenn der Patient das Objekt bei sich trägt, strahlt es seinen Magnetismus offenbar nach und nach aus, bis es nach einigen Tagen erschöpft ist. Manche »magnetisieren« das Objekt, indem sie es einige Zeit zwischen den Händen halten.

Verabreicht man mehrere Behandlungen, ist es stets eine gute Sache, mit der zuvor beschriebenen Ausstreich-Behandlung abzuschließen. Das besänftigt und beruhigt den Patienten. Versäumen Sie niemals, den Patienten nach einer Behandlung zu besänftigen. All dies wird der Heiler im Laufe der Zeit intuitiv erfassen; letztlich können manche Dinge nur durch persönliche Erfahrung erlernt werden. Keine zwei Heiler befolgen die genau gleichen Methoden. Scheuen Sie sich nicht, in dieser Hinsicht Ihrer persönlicher Intuition zu folgen.[6]

---

6 Wichtig: Allen Behandlungen, bei denen Hände und Finger zum Einsatz kommen, sollte stets das Waschen der Hände unter fließendem Wasser folgen. Je mehr Erfahrung Sie sammeln, desto mehr werden Sie den Sinn dieser Regel fühlen und ganz von selbst befolgen. (Anm. d. Übers.)

Kapitel 8

Prana-Atmung

Die Prana-Atmung spielt bei der Prana-Heilung eine wichtige Rolle. Sie ist das Gefährt, die Methode, mit deren Hilfe der Vorrat an Vitalkraft aufgefüllt und an die betroffenen Körperteile verteilt wird.

Prana-Atmung beruht auf der unaufhörlichen Schwingung, die sich im gesamten Universum bemerkbar macht. Alles befindet sich in ständiger Vibration. Im Universum gibt es keinen Ruhezustand. Von Planet zu Atom – alles bewegt sich, alles schwingt. Wenn auch nur ein winziges Atom zu schwingen aufhören würde, käme die ganze Natur aus dem Gleichgewicht. Die Arbeit des Universums vollbringt sich in dauernder Schwingung. Kraft oder Energie wirkt ständig auf Materie und bewirkt die Geschehnisse des Lebens.

Die Atome des menschlichen Körpers befinden sich im Zustand unablässiger Schwingung. Schwingung und Bewegung zeigen sich überall im Haushalt des Körpers. Pausenlos werden die Zellen des Körpers zerstört, ersetzt und verwandelt. Überall und immer ist Wandel.

Rhythmus erfüllt und durchdringt das Universum. Von der gewaltigsten Sonne bis zum winzigsten Atom – alles ist in Schwingung und besitzt seine eigene Schwingungsdauer. Das Kreisen der Planeten um die Sonne, Ebbe und Flut der Meere, der Atem des Herzens – alles folgt rhythmischen Gesetzen. Alles Wachstum, aller Wandel ist sichtbares Zeichen dieser Gesetzmäßigkeit.

Unsere Körper wie auch andere Formen von Materie unterliegen

diesem Gesetz.[7] Die Yogi-Lehre vom Atem und von der Prana-Heilung beruht in erster Linie auf einer Einsicht in diese Gesetze von Rhythmus. Durch Mitschwingen mit dem Rhythmus der Atome, aus denen der Körper zusammengesetzt ist, gelingt es dem Yogi, große Mengen Prana zu absorbieren, die er dann abgibt, um die gewünschten Resultate zu erzielen.

Der Körper, den Sie bewohnen, ist wie ein kleiner Fjord, der vom Meer landeinwärts schwingt. Äußerlich scheinbar seinen eigenen Gesetzen gehorchend, ist er in Wirklichkeit Ebbe und Flut der Gezeiten des Ozeans unterworfen. Das große Meer des Lebens schwillt an und weicht zurück und wir reagieren auf seine Schwingungen und Rhythmen. Unter normalen Bedingungen empfangen wir Schwingung und Rhythmus des großen Ozeans des Lebens und sprechen darauf an, aber manchmal scheint die Mündung des Fjords mit Müll verstopft und wir empfangen die Impulse des Mutter-Ozeans nicht mehr – Disharmonien machen sich breit.

Vielleicht haben Sie schon gehört, dass der Ton einer Violine, wenn wiederholt und im Takt gespielt, Vibrationen erzeugen kann, die nach einiger Zeit eine Brücke zum Einsturz bringen können. Das Gleiche wird geschehen, wenn ein Soldatenregiment im Gleichschritt über eine Brücke marschiert; stets ergeht dann der Befehl, »außer Tritt« zu marschieren, damit nicht Brücke und Regiment abstürzen. Solche Konsequenzen rhythmischer Bewegung können eine Vorstellung davon vermitteln, welche Wirkung rhythmisches Atmen auf den Körper haben kann. Das gesamte System fängt die Vibration auf und schwingt in Harmonie mit dem Willen, der die rhythmische Bewegung der Lungen erzeugt; während

7 Mehr dazu finden Sie in dem Klassiker »Kybalion – Die 7 hermetischen Gesetze: Das Original« vom gleichen Autor unter dem Pseudonym »Drei Eingeweihte« veröffentlicht (Aurinia Verlag).

dieser vollkommenen Harmonie reagiert er bereitwillig auf Anweisungen des Willens. Auf diese Weise eingestimmt bereitet es dem Yogi keine Schwierigkeit, über einen Willensakt die Zirkulation in einem beliebigen Körperteil zu verbessern. In derselben Weise kann er einen Strom von Nerven-Energie in beliebige Körperzonen und Organe lenken und sie kräftigen und anregen.

In derselben Weise »springt ein Yogi auf die Schaukel« durch rhythmisches Atmen und kann so eine große Menge Prana aufnehmen und seinem Willen unterwerfen. Er nutzt das als Vehikel, um anderen Menschen Prana zu schicken. Rhythmisches Atmen erhöht den Effekt mentaler Heilungen, magnetischer Heilungen etc. um ein Vielfaches.

Beim rhythmischen Atmen geht es in erster Linie um die mentale Vorstellung, den mentalen Rhythmus. Wer sich mit Musik auskennt, dem wird das abgemessene Zählen vertraut sein. Anderen wird der rhythmische Schritt des Soldaten die Vorstellung geben: Links-rechts, links-rechts, zwei-drei-vier, zwei-drei-vier.

Der Yogi harmonisiert sein rhythmisches Timing, sodass es seinem Herzschlag entspricht. Er ist bei jedem Menschen verschieden, aber der Herzschlag eines Menschen bietet die passende Rhythmus-Vorgabe für sein rhythmisches Atmen. Ermitteln Sie Ihren Normalpuls, indem Sie die Finger auf den Puls legen, und zählen Sie dann: »1, 2, 3, 4, 5, 6; 1, 2, 3, 4, 5, 6« etc., bis der Rhythmus fest im Geist verankert ist. Ein wenig Übung, und der Rhythmus ist gegenwärtig, sodass Sie ihn problemlos wiedergeben können. Der Anfänger atmet in der Regel während sechs Pulsschlägen ein, aber durch Übung wird er das um ein Vielfaches verlängern können.

Die Yogi-Regel für rhythmisches Atmen besagt, dass die Dauer von Einatmen und Ausatmen gleich lang sein sollte, während die Dauer des Atemanhaltens zwischen den Atemzügen *etwa die Hälfte der Länge von Einatmen und Ausatmen* betragen soll.

Die folgenden Übungen im Rhythmischen Atmen sollten gründlich erlernt werden, weil sie als Basis zahlreicher weiterer Übungen dienen, auf die wir uns später beziehen werden.

Rhythmisches Atmen

(1) Stehen Sie oder sitzen Sie in entspannter Haltung, wobei Sie Brust, Nacken und Kopf so gerade wie möglich halten, Schultern etwas zurück, die Hände ruhen locker auf dem Schoß. In dieser Position wird das Körpergewicht hauptsächlich von den Rippen gestützt und man kann sie mühelos einhalten. Die Yogis haben erkannt, dass man beim rhythmischen Atmen nicht die bestmögliche Wirkung erzielt, wenn der Brustkorb eingezogen und der Bauch vorgestreckt ist.

(2) Nehmen Sie einen tiefen Atemzug, begleitet von sechs Pulsschlägen.

(3) Halten Sie den Atem an, drei Pulsschläge lang.

(4) Atmen Sie langsam durch die Nase aus, zählen Sie dabei sechs Pulsschläge.

(5) Zählen Sie drei Pulsschläge zwischen den Atemzügen.

(6) Wiederholen Sie diese Atmung mehrmals, aber ermüden Sie sich am Anfang dabei nicht.

(7) Wenn Sie bereit sind, die Übung abzuschließen, machen Sie eine Reinigungsatmung[8], die entspannt und die Lungen reinigt.

---

8 »Cleansing Breath«. Der Autor erklärt nicht näher, was er darunter versteht. In der Regel aber ist damit gemeint, mehrere Atemzüge tief in den Bauch zu machen, Einatmen durch die Nase, Ausatmen durch den Mund. Beim Ausatmen noch einmal Pressbewegungen mit Bauch und Brustkorb machen, um auch noch das letzte Quäntchen verbrauchte Luft loszuwerden. (Anm. d. Übers.)

Mit ein wenig Übung werden Sie fähig, die Dauer von Ein- und Ausatmung zu verlängern, bis jeweils etwa 15 Pulseinheiten erreicht sind. Behalten Sie stets im Gedächtnis, dass bei einer solchen Verlängerung das Atemanhalten und die Pause zwischen den Atemzügen immer *die Hälfte der Einheiten von Ein- und Ausatmen* betragen sollte.

Übertreiben Sie es nicht mit der Anstrengung, die Dauer der Atemzüge zu verlängern, konzentrieren Sie Ihre Aufmerksamkeit darauf, den Rhythmus zu gewinnen; er ist wichtiger als die Dauer. Üben Sie, probieren Sie, bis Sie den maßvollen Schwung der Bewegung erfassen und bis Sie ihren vibrierenden Rhythmus im ganzen Körper fühlen. Das erfordert ein wenig Übung und Durchhaltevermögen, aber die Freude an Ihrem Fortschritt macht das zur einfachen Aufgabe. Die Yogis waren sehr geduldige und beharrliche Menschen und ihre großartigen Leistungen verdanken sie in erster Linie diesen Eigenschaften. Die folgenden Zeilen vermitteln eine allgemeine Vorstellung vom Gebrauch des Atems in der Prana-Heilung.

Allgemeine Richtlinien

Denken Sie an das Grundprinzip: Rhythmisches Atmen und mentale Kontrolle ermöglichen es Ihnen, eine beträchtliche Menge Prana-Energie zu speichern und in den Körper eines anderen Menschen zu lenken, um geschwächte Bereiche und Organe anzuregen, krankhafte Zustände zu vertreiben und Gesundheit zu vermitteln. Zuerst müssen Sie lernen, eine genaue Vorstellung vom gewünschten Zustand zu entwickeln, sodass Sie das Einströmen von Prana/Vitalkraft fühlen können, und wie die Kraft an Ihren Armen herunter in die Fingerspitzen strömt und dann in den Körper des Patienten. Atmen Sie einige Male im Takt, bis sich der Rhythmus halbwegs eingestellt hat, legen Sie dann Ihre Hand auf die betroffenen Körperstellen des Patienten und lassen Sie sie dort entspannt ruhen. Atmen Sie dann rhythmisch und mit der mentalen Vorstellung vor Augen, dass Sie Prana gewissermaßen in den kranken Körperteil pumpen, ihn anregen und den krankhaften Zustand vertreiben – als ob man sauberes Wasser in einen Eimer Schmutzwasser leitet und die Dreckbrühe nach und nach vertreibt. Dieser Weg ist sehr dienlich, wenn man sich das geistige Bild von der »Pump-Operation« deutlich vors innere Auge holt: Das Einatmen entspricht dem Anheben des Pumphebels, das Ausatmen der eigentlichen Pump-Aktion. Auf diese Weise wird der Patient mit Prana angefüllt und der krankhafte Zustand hinausgejagt. Heben Sie in Abständen die Hände ab und »schlenkern« Sie mit den Fingern nach außen, als ob Sie den krankhaften Zustand abschütteln wollen. Das sollten Sie in Abständen immer wieder tun und sich auch nach der Behandlung die Hände waschen[9], sonst könnten sich Reste des krankhaften Zustands bei Ihnen selbst festsetzen. Lassen Sie während der Behandlung Prana in anhaltendem Strom in den Patienten einfließen, wobei Sie selbst nur den Pump-Mechanismus anbieten, der den Patienten mit dem universellen Vorrat an Prana verbindet und den es unbehindert durchfließt. Die Hände bedürfen keines Kraftaufwandes – angebracht sind einfache Bewegungen, damit Prana ungehindert die betroffenen Stellen erreicht. Das rhythmische Atmen sollte während der Behandlung öfter erfolgen, damit der Rhythmus stetig bleibt und Prana freie Fahrt behält. Die Hand auf die bloße Haut zu legen ist zwar wirkungsvoller, aber wo das nicht möglich oder angezeigt ist, kann man sie auch auf die Kleidung legen. Gelegentlich können Sie diese Methode wäh-

9 Immer mit *kaltem* Wasser! (Anm. d. Übers.)

rend der Behandlung abwandeln, indem Sie sanft mit leicht gespreizten Fingerspitzen über den Körper streichen. Das wirkt sehr beruhigend auf den Patienten. Bei länger dauernden Fällen mag es hilfreich sein, mentale Befehle mit Worten wie *Raus, raus!* oder *Sei stark, sei stark!* zu erteilen. Solche innere Rede hilft, den Willen kraftvoller und gezielter einzusetzen. Variieren Sie diese Anweisungen der Situation angepasst, setzen Sie persönliche Urteilskraft und Erfindungsreichtum ein. Wir haben hier die Grundprinzipien vorgestellt und Sie können sie auf hundertfache Weise anwenden. Sorgfältiges Studium und Anwendung der vorgenannten einfachen Anweisungen befähigt zu allem, was auch die führenden »magnetischen« Heiler können, wobei deren Systeme mehr oder weniger umständlich und kompliziert sind. Sie sind mit Prana/Vitalkraft nicht so vertraut und nennen es »Magnetismus«. Würden sie rhythmisches Atmen mit ihren »magnetischen« Behandlungen kombinieren, könnten sie deren Wirksamkeit verdoppeln.

Kapitel 9

Prana-Heilmethoden

Vor Beginn einer Behandlung ist es ratsam, die Hände wie folgt vorzubereiten: Reiben Sie die Hände einige Minuten lang flott aneinander und schwingen Sie sie dann kurz hin und her, bis Sie ein Gefühl von Lebendigsein empfinden und sich voll Energie fühlen. Schnell hintereinander und wiederholt die Hände zur Faust ballen und öffnen, das regt besonders intensiv an. Versuchen Sie es einmal genau jetzt und fühlen Sie, wie die Kraft in die Hände strömt.

Manche Spezialisten der Prana-Heilung widmen der sogenannten »Allgemeinen Behandlung« viel Zeit, während andere die Allgemeine Behandlung nur gelegentlich verabreichen und mehr Zeit für die spezielle Behandlung der betroffenen Körperteile aufwenden. Es gibt jedenfalls nichts Besseres als eine Allgemeine Behandlung regelmäßig verabreicht, denn sie stimuliert jeden Muskel, jeden Nerv und jede Körperzone. Sie lässt den ganzen Körper mit frischer Energie und Lebendigkeit arbeiten und trägt wesentlich dazu bei, normale Zustände und Funktionen wiederherzustellen.

Allgemeine Behandlung: Lassen Sie den Patienten sich auf den Bauch legen, mit einem Kissen unter der Brust, sodass das Kinn entspannt darauf liegt, mit den Armen in bequemer Position, eventuell von beiden Seiten herabhängend.

Platzieren Sie Zeige- und Mittelfinger zu beiden Seiten der Wirbelsäule, sodass die Wirbelsäule mit den Dornfortsätzen zwischen den beiden Fingern sitzt. Gleiten Sie nun mit den Fingern die

Wirbelsäule abwärts, langsam und mit Druck, aber nicht zu stark. Wenn Sie auf empfindliche Stellen stoßen, erkennen Sie, dass vom Rückenmark austretende Nervenbahnen blockiert sind und dass Organe oder Körperteile deshalb zu leiden haben. Wenn sich eine Stelle viel kühler oder wärmer anfühlt als die Umgebung, ist das ein Signal, dass es hier Muskelkontraktionen gibt, die die Versorgung der Nervenzentren in der Wirbelsäulenregion beeinträchtigen und Schmerzen oder abnormale Funktionen in einer jeweils innervierten Körperzone auftreten lassen. Behalten Sie diese Stellen im Auge, um sie durch sorgfältige manuelle Arbeit und anregende Schwingungen speziell behandeln zu können. Der Patient soll sich nun auf den Rücken drehen. Lassen Sie Ihre Hände über den ganzen Körper wandern, wobei Sie alle Verkrampfungen, Schwellungen und empfindlichen Stellen notieren.

Beginnen Sie nun mit der eigentlichen Allgemeinen Behandlung, indem Sie eine gründliche Wirbelsäulenbehandlung in folgender Weise durchführen: Manipulieren Sie sorgfältig und sanft die gesamte Länge der Wirbelsäule, beginnend am Halsansatz. Arbeiten Sie sich langsam nach unten vor, wobei Sie den empfindlichen Stellen und heißen und kalten Punkten besondere Aufmerksamkeit widmen. Bearbeiten Sie zuerst eine Seite der Wirbelsäule, dann die andere, und bearbeiten Sie manuell sorgfältig jeden Haltepunkt. Dann geben Sie dem Patienten eine Vibrationsbehandlung entlang der Wirbelsäule und schließen ab mit sanften Streichbewegungen, die als sehr beruhigend empfunden werden.

Lassen Sie die *Hals-Behandlung* folgen: Beginnen Sie mit einer gründlichen Knet-Massage der Muskeln am Halsrücken und einer sanften Massage der Kehle. Diese Behandlung befreit und balanciert den Blutkreislauf zum Gehirn und zurück.

Dann bearbeiten Sie nacheinander Schultern und Arme und

schließen ab, indem Sie den Arm von der Schulter bis zu den Fingerspitzen ausstreichen.

Behandeln Sie nun nacheinander Brust, Rücken und Seiten und hören Sie immer mit einem Ausstreichen auf. Wenden Sie Vibration an, wenn es angezeigt und für den Patienten angenehm ist. Wenn Sie es für ratsam halten, kann bei eher knochigen Zonen des Körpers eventuell die Klopftechnik zum Zuge kommen.

Lassen Sie nun an den Beinen die gleiche Behandlung wie an den Armen folgen, wobei Sie auch hier mit dem Ausstreichen abschließen.

Verabreichen Sie im nächsten Schritt den betroffenen Körperregionen – schmerzende beziehungsweise befallene Stellen – die jeweils angezeigt scheinenden Behandlungen, wobei Sie den Anweisungen aus dem vorherigen Kapitel folgen. Eine gute Methode beginnt mit dem Platzieren der rechten Hand über dem Solarplexus und der linken Hand in der Mitte des Rückens; lassen Sie den Prana-Strom einige Minuten lang durch den Körper fließen. Wenn Sie Schmerzbehandlungen durchführen, reiben Sie Ihre Hände zuerst kräftig aneinander, bis sie gut durchwärmt sind, und legen Sie dann die rechte Hand auf den Ort des Schmerzes und die linke auf die gegenüberliegende Seite des Körpers beziehungsweise Körperteils. Lenken Sie Ihren Willen so, dass der Kraftfluss die Schmerzen austreiben soll. Beenden Sie spezielle oder Allgemeine Behandlungen stets mit einem Ausstreichen, das den Patienten beruhigt und den Kreislauf ins Gleichgewicht bringt. Die wunderbare Wirkung des Ausstreichens wird Sie überraschen.

Machen Sie bei der manuellen Arbeit während einer Allgemeinen Behandlung gelegentlich eine Pause und lassen Sie die Hände auf dem Körper des Patienten ruhen, die rechte Hand auf der Vorderseite, die linke Hand am Rücken. Dadurch kann der Strom unbehindert fließen und alle Körperteile erreichen.

Verstopfung: Diese Störung behandelt man mit einer Allgemeinen Behandlung und spezieller manueller Arbeit in der Leber- und Bauchregion. Vibration über Leber und Bauch sind in diesem Fall ebenfalls sehr wirksam. Hier bitte nicht jene Form der Behandlung vernachlässigen, bei der wie oben beschrieben ein Kraftstrom durch die Körperregion geschickt wird. Beenden Sie mit Ausstreichen. Der Patient möge den Rat beherzigen, mehr Wasser zu trinken, denn Verstopfung wird oft durch Flüssigkeitsmangel verursacht. Lesen Sie hierzu das entsprechende Kapitel aus *Hatha Yoga*.

Verdauungsstörung: Auch diese Störung wird mit der Allgemeinen Behandlung bedacht, verbunden mit speziellen Behandlungen ähnlich wie im Falle der Verstopfung. Dabei gehört besondere Aufmerksamkeit dem Senden von Kraftstrom durch die Verdauungsorgane.

Durchfall: Diese Störung kann durch eine Prana-Behandlung gelindert und manchmal sogar sofort geheilt werden. Hier sollte sehr sanft vorgegangen werden, ohne manuelle Arbeit, und man möge die Bewegungen auf Ausstreichen, Kraftstrom senden etc. beschränken, gefolgt von der *Spezial-Behandlung für Durchfall:* Diese konzentriert sich darauf, die Energie des sogenannten Splanchnicus-Nervs[10] ins Gleichgewicht zu bringen; der Nerv »galoppiert« offenbar gelegentlich wie ein scheuendes Pferd auf und davon. Die Behandlung übt Druck auf diesen Nerv aus und bringt ihn gleichsam zur Vernunft, besonders wenn der Geist des Heilers mit dem klaren Befehl *Langsam!* auf die Zone gerichtet ist. Der beste Weg für die Behandlung: Der Patient legt sich auf den Rücken. Plat-

---

10 »Großer und Kleiner Eingeweidenerv« – entspringen aus der Brustwirbelsäule und verlaufen durch das Zwerchfell in die Bauchhöhle. (Anm. d. Übers.)

zieren Sie Ihre Hände unter die Rückenmitte, die Finger zu beiden Seiten der Wirbelsäule, gerade unterhalb der letzten Rippen. Heben Sie nun den Patienten um mehrere Zentimeter hoch, wobei sein Gewicht auf Ihren Fingern ruht, Schultern und Gesäß auf dem Bett liegen und der Rücken somit eine Brücke bildet. Nichts übereilt machen, sondern mit langsamer Bewegung. Lassen Sie den Patienten während der Behandlung alle Muskeln entspannen. Er oder sie soll in dieser Position etwa 15 Minuten ruhen. Wiederholen Sie die Behandlung, wenn die Störung nicht verschwunden ist, und beenden Sie sie mit Ausstreichen. Sie werden überrascht sein, wie schnell oftmals die Störung während dieser Behandlung verschwindet.

Während der Behandlung darf Ihr Geist die Absicht nicht aus den Augen verlieren und soll stark den Gedanken *Langsamer!* aussenden.

Leberprobleme: Behandelt man mit einer Allgemeinen Behandlung, begleitet von einer speziellen Behandlung in Form von manueller Arbeit an der Leberregion und mit Vibrationen über dem Sitz der Probleme. Nicht vergessen: Mit Ausstreichen beenden.

Nierenprobleme: Werden ähnlich wie Leberstörungen behandelt, die spezielle Behandlung wird jedoch über den Nieren verabreicht.

Rheuma: Erfährt eine Allgemeine Behandlung, begleitet von speziellem Massieren und der manuellen Therapie an den betroffenen Körperstellen.

Neuralgien: Behandelt man mit Allgemeinen Behandlungen, begleitet von speziellem Massieren der betroffenen Körperstellen.

Impotenz: Erhält eine Allgemeine Behandlung und eine spezielle manuelle Arbeit und Vitalisierung im Bereich der unteren Wirbelsäule und im oberen Po-Bereich.

Frauenleiden: Können von einer Allgemeinen Behandlung sehr profitieren wie auch von einer sanften speziellen Behandlung der Bereiche um das Zentrum der Störung, wobei man einer Vibrations-Behandlung über dieser Zone besondere Aufmerksamkeit schenken sollte.

Allgemeine Bemerkungen zu den Behandlungsmethoden

Die vorgenannten Behandlungshinweise sollen nur als Leitlinie dienen. Der Heiler sollte jener besonderen Intuition Gehör schenken, die sich bei allen Heilern entwickelt, die ihre Arbeit lieben – ein besonderer Sinn, mit dem die Natur all jene ausstattet, die den ernsthaften Wunsch hegen, Heilerin oder Heiler zu werden. Auch bei Ihnen wird er sich eines Tages zeigen und Sie werden ihn dann viel besser verstehen, als wir das hier beschreiben können. Oberste Pflicht ist es, sich *gründlich mit jeder individuellen Behandlungsweise* aus dem vorigen Kapitel vertraut zu machen. So lernen Sie, jede Bewegung natürlich und unverkrampft auszuführen, in derselben Weise, wie Sie Ihre Hände benutzen, um Speisen zum Mund zu führen, um sich anzuziehen etc. Haben Sie sich die Bewegungen in dieser Weise angeeignet beziehungsweise zur zweiten Natur gemacht, dann werden Sie sich ermuntert fühlen, bei jeder Behandlung bestimmte Techniken anderen vorzuziehen. Sie werden entdecken, dass Sie sich jedem Einzelfall viel besser anpassen können, statt automatisch den Regeln oder Anweisungen eines Buches oder

Lehrers zu gehorchen. Wenn Sie sich dieser Arbeit widmen, werden Sie entdecken, dass es einen »Heilsinn« gibt, der ebenso wirklich ist wie die übrigen fünf Sinne. Nicht vergessen: Machen Sie sich zuerst gründlich mit den Details jeder Bewegung, jeder Behandlungsweise vertraut. Üben Sie an Freunden, an Verwandten, die Ihnen beistehen wollen. Einige Minuten Praxis wiegen viele Buchseiten Empfehlungen auf. Vertrauen Sie sich selbst und der Kraft, die durch Sie hindurchfließt, und Sie werden Erfolg haben.

Fernheilen

Vom Geist eines Senders durchtränktes Prana lässt sich Menschen in der Ferne übertragen, wenn Sie es empfangen und das heilende Werk in dieser Weise annehmen wollen. Das ist das Geheimnis des Fernheilens, das in der westlichen Welt in den letzten Jahrzehnten ins Gespräch gekommen ist. Der Gedanke des Heilers tränkt und sendet sein Prana, es reist blitzschnell durch Raum und Zeit und findet Herberge im seelischen Gefüge des Patienten. Es ist unsichtbar, durchdringt Hindernisse wie Radiowellen und sucht jene Person, die auf Empfang eingestimmt ist. Um Menschen aus der Ferne heilen zu können, müssen Sie ein geistiges Bild von ihnen formen, bis Sie fühlen, dass eine Verbindung hergestellt ist. Das ist ein mentaler Vorgang, der von der Imagination des Heilers abhängig ist. Ist eine wechselweise Verbindung hergestellt, entsteht ein Gefühl, also ob der Patient körperlich anwesend wäre. Klarer lässt sich das nicht beschreiben. Mit ein wenig Übung kann man das erlernen, wobei es manche schon beim ersten Versuch schaffen. Ist die Verbindung hergestellt, sagen Sie dem Patienten im Geiste: *Ich schicke Dir einen Vorrat an Vitalkraft und Energie, der Dich kräftigen und heilen wird.* Stellen Sie sich dann vor, wie mit jedem rhythmischen

Ausatmen Prana Ihren Geist verlässt und blitzartig durch Raum und Zeit reist und den Patienten erreicht und heilt. Bestimmte Zeiten für die Heilarbeit festzulegen ist nicht nötig, aber es spricht auch nichts dagegen. Die Aufnahmebereitschaft des Patienten, sein Öffnen für Ihre geistige Kraft, sein Erwarten macht ihn bereit, Ihre Vibrationen (Schwingungen) zu empfangen, gleichgültig, wann sie gesendet werden. Wenn man sich auf bestimmte Zeiten einigt, soll sich der Patient in eine entspannte und aufnahmebereite Lage bringen. Damit kennen Sie nun das Grundprinzip der Fernheilung in der westlichen Tradition. Mit ein wenig Übung beherrschen Sie diese Kunst ebenso gut wie die anerkannten Heiler.

Kapitel 10

Prana-Selbstbehandlung

Prana-Kräfte lassen sich nicht nur bei der Behandlung eines anderen Menschen einsetzen – man kann sich in derselben Weise und mit großem Erfolg auch selbst behandeln. Das mag auf den ersten Blick abwegig erscheinen, aber Grundprinzip der Prana-Heilung scheint ja, dass der Heiler den betroffenen Körperzonen einen Vorrat an Prana-Kraft sendet und den Mangel an Prana dort ausgleicht. So ist es auch richtig, aber wenn man sich klarmacht, dass Prana aus Universellem Vorrat entnommen und an die Körper weitergereicht wird, wird man sehen, dass man mit dieser Methode auch sich selbst behandeln kann. Tatsächlich sagen manche, dass ein Prana-Mangel deshalb entsteht, weil die Vitalkraft aufgrund eines Stau- oder Verkrampfungszustands nicht gleichmäßig verteilt ist. Somit bestehe der eigentliche Vorgang der Prana-Heilung in einem Ausgleich beziehungsweise einer Verteilung des Prana im gesamten System. Wie dem auch sei, jeder kann von einer Prana-Selbstheilung profitieren.

Um diese Behandlung korrekt zu verabreichen, sollte man sich mit den Techniken und Behandlungsweisen der vorherigen Kapitel vertraut machen und sie dann an sich selbst anwenden. Mit der Prana-Atmung beginnend sollte die Person ihre Nervenzentren mit frischem Prana versorgen und dann im gesamten System neu verteilen – nach Art einer Allgemeinen Behandlung – gefolgt von einer speziellen Behandlung der betroffenen Körperteile. Es ist ganz wunderbar, wie viel Gutes man sich selbst auf diese Weise

tun kann und wie belebt und gekräftigt man sich nach einer solchen Behandlung fühlt.

Es liegt auf der Hand – im wahrsten Sinne des Wortes –, dass man mit sich selbst nicht so »handlich« umgehen kann wie mit einem Gegenüber, einfach weil man sich selbst nicht so direkt manuell erreicht, aber mit ein wenig Übung und Einfallsreichtum bei der Anwendung der Methoden kann man Wunder bewirken.

Die manuellen Methoden können erfolgreich an einem selbst angewendet werden – Kneten, Ausstreichen, Vibrationsbehandlung und viele andere Formen und Intensitäten von Behandlungen. Wir halten es nicht für nötig, hier in die Behandlungsdetails zu gehen, denn wir würden nur Methoden wiederholen, die wir in früheren Kapiteln beschrieben haben. Uns bleibt nur übrig zu sagen: Wenn Sie sich eingehend mit den Anweisungen in diesen Kapiteln vertraut machen, steht Ihnen eine mächtige Quelle der Linderung und Heilung zur Seite, die wegen ihrer Einfachheit und Schlichtheit nur allzu leicht übersehen werden kann. Wir kennen viele Menschen, die sich selbst erfolgreich geheilt haben, und wir sehen keinen Grund, warum es nicht jeder Mensch ihnen gleichtun könnte. Der beste Rat, den wir geben können: *Fangen Sie einfach damit an!* Folgen Sie den schon erteilten Richtlinien. Vernachlässigen Sie die Atemübungen nicht, denn sie bilden das Fundament der gesamten Behandlung.

Dieses Kapitel ist nicht sehr lang, und viele Leserinnen und Leser würden ihm vielleicht mehr Gewicht beimessen, wenn wir es »ausgepolstert« hätten. Wir garantieren jedoch, dass Sie nach genauerem Studium den Hinweis auf eine höchst bedeutsame Wahrheit entdecken werden – ein Tipp, dessen Umsetzen zu wunderbaren Ergebnissen führen wird. Die einfachsten Dinge sind oftmals die wertvollsten, aber leider vernachlässigen oder ignorieren wir sie gerade wegen ihrer Schmucklosigkeit und rennen anderen Dingen

hinterher, die nur halb so wertvoll sind, einfach weil sie komplexer und auffallender wirken. Freunde, macht nicht diesen Fehler!

Die folgenden Übungen werden sich bei der Prana-Selbstheilung als äußerst nützlich erweisen.

Prana-Verteilung

Sie liegen flach auf dem Boden oder im Bett, völlig entspannt, Ihre Hände ruhen über dem Solarplexus (die Magengrube, wo sich die Rippen teilen), Sie atmen gleichmäßig. Wenn sich der Atemrhythmus stabilisiert hat, richten Sie Ihren *Willen* darauf, dass jede Einatmung vermehrt Prana oder Vitalkraft aus dem Universellen Vorrat schöpft, ins Nervensystem übernimmt und im Solarplexus speichert. Bei jeder Ausatmung spricht Ihr *Wille*, dass sich Prana oder Vitalkraft im ganzen Körper verteilt – in jedem Organ, in jedem Körperteil, jedem Muskel, jeder Zelle und jedem Atom, in Nerven, Arterien, Venen, vom Scheitel bis zur Sohle, belebend, stärkend und jeden Nerv anregend, jedes Nervenzentrum wieder aufladend, Energie, Kraft und Stärke ins ganze System schickend. Während Sie Ihren Willen ausüben, versuchen Sie ein geistiges Bild von der einströmenden Vitalkraft zu formen, wie sie durch die Lungen kommt und sofort vom Solarplexus übernommen wird – und dann bei der Ausatmung in alle Regionen des Systems gesandt wird, bis in Finger- und Zehenspitzen. Es ist nicht nötig, Ihre Willenskraft mit Anstrengung einzusetzen. Befehlen Sie, was Sie bewirken wollen, und formen Sie dann ein geistiges Abbild davon, mehr ist nicht nötig. Ein ruhiger Befehl mit dem geistigen Bild vor Augen – das ist viel besser als gewaltsames Wollen, das die Kräfte nur unnötig zerstreut. Diese Übung ist äußerst hilfreich, sie erfrischt und stärkt das Nervensystem und bewirkt im ganzen Kör-

per ein ausgeruhtes Gefühl. Besonders wohltuend wirkt sie, wenn man sich erschöpft und kraftlos fühlt.

Schmerzlinderung

Im Liegen oder im Sitzen atmen Sie rhythmisch und stellen sich vor, wie Sie Prana einatmen. Wenn Sie ausatmen, schicken Sie Prana in die schmerzende Körperstelle, um dort Kreislauf und Nervenfunktion wiederherzustellen. Atmen Sie dann noch mehr Prana ein, um den Schmerzzustand auszutreiben; atmen Sie aus und halten Sie dabei den Gedanken fest, wie Sie den Schmerz vertreiben. Wechseln Sie zwischen beiden mentalen Befehlen und stimulieren Sie mit der einen Ausatmung die Körperzone, mit der nächsten Ausatmung vertreiben Sie den Schmerz. Machen Sie sieben Atemzüge lang so weiter und lassen sie eine Pause folgen. Versuchen Sie es dann noch einmal, bis Sie Erleichterung verspüren, die nicht lange auf sich warten lassen wird. Viele Schmerzzustände werden sich schon vor Ende der sieben Atemzüge verabschiedet haben. Wenn man die Hand über die betroffene Stelle legt, stellen sich noch schnellere Resultate ein. Schicken Sie Prana den Arm hinunter und in die schmerzende Stelle.

Steuerung des Kreislaufs

Atmen Sie regelmäßig im Liegen oder aufrecht sitzend und lenken Sie den Kreislauf in jede gewünschte Körperzone, die unter mangelhafter Durchblutung leidet. Sehr wirksam bei *kalten Füßen* oder *Kopfschmerzen*, wobei in beiden Fällen das Blut nach unten gesendet wird – im ersten Fall wärmt es die Füße, bei Kopfschmerzen

nimmt es ein Zuviel an Druck vom Kopf. Bei Kopfschmerzen versuchen Sie es zuerst mit Schmerzlinderung, gefolgt vom Abwärtssenden des Blutes. Sie werden häufig ein Wärmegefühl in den Beinen empfinden, während sich der Kreislauf abwärts orientiert. Der Blutkreislauf ist weitgehend dem Willen unterworfen und rhythmisches Atmen erleichtert die Aufgabe.

Allgemeine Selbstheilung

Liegen Sie entspannt, atmen Sie gleichmäßig und geben Sie die Anweisung, dass ein guter Vorrat an Prana eingeatmet wird. Mit der Ausatmung schicken Sie Prana zur Anregung in die betroffenen Körperzonen. Wechseln Sie gelegentlich mit der Anweisung ab, dass im Ausatmen die Störung vertrieben und zum Verschwinden gebracht wird. Verwenden Sie bei dieser Übung die Hände und lassen Sie sie vom Kopf hinunter zum betroffenen Körperteil wandern. Bei der Selbstheilung oder der Heilung von anderen Menschen halten Sie beim Einsatz ihrer Hände immer das Bild vor Ihrem geistigen Auge, wie Prana durch Arm und Fingerspitzen in den Körper fließt und so die befallenen Stellen erreicht und heilt. Natürlich können wir in diesem Buch nur die allgemeine Richtung vorgeben und nicht die verschiedenen Krankheitsformen im Detail vorstellen, aber schon ein wenig Praxis mit der vorgenannten Übung, dem jeweiligen Fall angepasst und leicht abgewandelt, wird erstaunliche Resultate zeitigen. Manche Yogis arbeiten in der Reihenfolge, beide Hände auf die betroffenen Körperstellen zu legen und dann rhythmisch zu atmen mit dem Bild vor dem inneren Auge, Prana ins kranke Körperteil zu pumpen, es anzuregen und die Störung zu vertreiben – wie auch Frischwasser in einen Eimer gepumpt das schmutzige Wasser vertreibt und den Eimer

mit frischem Wasser füllt. Dieser Gedanke ist sehr effektiv, wenn man das Bild einer Pumpe deutlich vor Augen hat, wobei das Einatmen dem Heben der Pumpe entspricht und das Ausatmen dem Pumpvorgang.

Selbstaufladung

Wenn Sie fühlen, dass Ihre Vitalität am Tiefpunkt ist und dass Sie rasch einen neuen Vorrat anlegen müssen, dann gehen Sie am besten so vor: Legen Sie die Füße nahe zusammen (nebeneinander natürlich) und verschränken Sie die Finger der Hände, so wie es Ihnen am angenehmsten erscheint. Dadurch schließt sich gleichsam ein Schaltkreis und verhindert das Entweichen von Prana durch die Extremitäten. Atmen Sie dann einige Male rhythmisch, und Sie werden die Wirkung des Aufladens spüren.

Anregung der Gehirntätigkeit

Um klare Denkprozesse zu fördern, haben die Yogis zur Anregung der Gehirntätigkeit die folgende höchst wirksame Übung ersonnen. Sie wirkt wunderbar reinigend auf Gehirn und Nervensystem, und wer geistig tätig ist, wird sie als äußerst nützlich erleben, sowohl um bessere Arbeit leisten zu können, als auch als Erfrischung und Reinigung nach anstrengender geistiger Tätigkeit.

Setzen Sie sich aufrecht hin mit geradem Rücken und nach vorne gerichtetem Blick, die Hände auf den Oberschenkeln ruhend. Atmen Sie gleichmäßig, aber statt wie bei den gewöhnlichen Übungen durch beide Nasenlöcher zu atmen, drücken Sie das linke Nasenloch mit dem Daumen der linken Hand zu und atmen durch das

rechte Nasenloch ein. Heben Sie nun den Daumen und drücken Sie mit dem Zeigefinger der linken Hand das rechte Nasenloch zu und atmen durch das linke Nasenloch aus. Ohne nun die Finger zu wechseln, atmen Sie durch das linke Nasenloch ein; wechseln Sie die Finger und atmen Sie durch das rechte Nasenloch aus. Und wiederum: Atmen Sie durch das rechte Nasenloch ein, wechseln Sie die Finger, atmen Sie durchs linke Nasenloch aus – und so fort, wechseln Sie die Nasenlöcher wie beschrieben, halten Sie das unbenutzte Nasenloch immer jeweils mit Daumen oder Zeigefinger zu. Das ist eine der ältesten Formen der Yogi-Atmung, sehr wichtig und wertvoll und wert, erlernt zu werden.

Der Große Yogi-Atem

Yogis kennen eine beliebte Form der mentalen Atmung, die sie gelegentlich praktizieren. Ihre Sanskrit-Bezeichnung bedeutet etwa »Der Große Yogi-Atem«. Wir beschreiben sie hier zum Schluss, weil hierfür vom Schüler in rhythmischer Atmung und mentaler Vorstellungskraft Praxis verlangt wird, nunmehr erworben durch die vorgenannten Übungen. Die Grundprinzipien des *Großen Atems* lassen sich in dem alten Hindu-Sprichwort »Gesegnet sei der Yogi, der durch seine Knochen atmen kann« zusammenfassen. Diese Übung wird das gesamte System mit Prana füllen, und der Schüler wird jeden Knochen, Muskel, Nerv, jede Zelle, jedes Organ und jede Körperregion von Prana und Atemrhythmus gekräftigt und harmonisiert finden. Ein allgemeiner Frühjahrsputz im System! Wer ihn sorgsam ausführt, wird sich fühlen, als ob er einen neuen Körper erhalten hat, von Kopf bis Fuß neu erschaffen. Die Übung soll für sich selbst sprechen.

(1) Legen Sie sich bequem hin, ganz entspannt.

(2) Atmen Sie gleichmäßig, bis der Rhythmus völlig gleichmäßig ist.

(3) Stellen Sie sich nun vor, wie der Atem beim Ein- und Ausatmen durch die Beinknochen einströmt und wieder durch sie herausgedrückt wird, dann durch die Armknochen, jetzt durch den Scheitel, nun durch den Bauch, jetzt durch die Region der Fortpflanzungsorgane, dann als ob der Atem aufwärts und wieder abwärts durch die Wirbelsäule wandert, dann als ob der Atem durch jede Pore der Haut einströmt und wieder herausfließt – der ganze Körper füllt sich mit Prana und Leben.

(4) Schicken Sie nun den Prana-Strom (im rhythmischen Atmen) nacheinander zu den sieben Vital-Zentren wie folgt, dabei das mentale Bild vor Augen wie in den vorherigen Übungen:
   (a) zur Stirn,
   (b) zur Kopf-Rückseite,
   (c) zur Gehirn-Basis,
   (d) zum Solarplexus,
   (e) zur Sakral-Region (unterer Abschnitt der Wirbelsäule),
   (f) zur Nabel-Region,
   (g) zur Geschlechtsteil-Region.

Schließen Sie ab, indem Sie den Prana-Strom auf und ab schicken, vom Kopf bis zu den Füßen, mehrere Male.

Kapitel 11

Heilen mit Gedankenkraft

Bevor wir uns den eigentlichen Formen des Geistheilens zuwenden, müssen wir uns mit einer speziellen Heilweise vertraut machen – einer sehr wirksamen noch dazu –, die zwischen Prana-Heilung und Geistheilen angesiedelt ist. Sie ist unter verschiedenen Namen bekannt, aber wir hielten es für richtig, sie »Heilen mit Gedankenkraft« zu nennen. Das beschreibt sie angemessen, denn hier werden Gedanken und Prana *gemeinsam* eingesetzt. In unserem Buch *Fourteen Lessons* haben wir gezeigt, wie das Denken Prana durchtränkt und verströmt – gleich einer Energie mit Eigenleben. Diese sogenannte »Gedanken-Kraft« kann als Mittel zur Heilung eingesetzt werden, und in der Tat sind uns einige fähige Praktiker bekannt, die diese Methode wegen ihrer Einfachheit und Wirkung jeder anderen vorgezogen haben.

Man kann sie als selbstständiges System anwenden oder auch in Verbindung mit einer oder mehrerer der im Buch vorgestellten Methoden. Die fähigeren Geistheiler bedienen sich Elementen aller Methoden und passen sie den unterschiedlichen Erfordernissen ihrer Patienten an. Dabei ziehen sie jene Methoden vor, die sich sowohl für Heiler als auch Patient am natürlichsten anfühlen.

Heilen mit Gedankenkraft beruht auf der Tatsache, dass die Organe, Körperteile und sogar Zellen des Körpers Geist in sich tragen – eine allen Okkultisten bekannte Tatsache, die auch die moderne Wissenschaft anerkennt. Der Geist in den Zellen, Zell-Gruppen, Nervenzentren, Ganglien etc. reagiert auf starke Gedankeneindrü-

cke von außen, besonders wenn der Gedanke stark mit Prana aufgeladen ist. Die einzelnen Bereiche werden so direkter angesprochen als im Falle der eigentlichen mentalen Heilung durch den Instinktiven Geist. Wenn korrekt angewendet, kann diese Form des Heilens erstaunlich schnelle und direkte Wirkung erzielen und gehört deshalb zu den einfachsten und besten Formen geistiger Heilbehandlungen. Der Schüler ist gut beraten, sich eingehend damit vertraut zu machen.

Die fundamentale Theorie des Heilens mit Gedankenkraft lautet, dass Krankheit ein *im Geistigen angesiedeltes Problem* ist – nicht als Defekt im zentralen Geist, sondern im Geist der einzelnen Körperzonen. Die Theorie der Heilung lautet, dass die Gedankenkraft den rebellischen Geist in den Zellen und Körperteilen zur Vernunft bringt und somit zurück zur normalen Funktion.

Beim Heilen mit Gedankenkraft sollten Sie alle Vorstellung von Materie aus Ihrem Denken verbannen. Sie setzen nicht Geist gegen Materie, sondern Geist gegen Geist. Den Willen-Geist gegen den Zell-Geist. Behalten Sie das im Auge, denn diese Heilweise basiert darauf. Denken Sie daran: Der Heiler geht gegen den rebellischen Geist in den einzelnen Körperregionen vor. Durch das Erzeugen beziehungsweise Wiederherstellen normaler mentaler Verhältnisse in den Teilen verschwindet der krankhafte Zustand.

Der Heiler richtet seine Gedankenkraft auf den Geist im Körperteil und wendet sich ihm in positiver Weise zu – entweder durch das Aussprechen der Worte oder ihr Äußern in Gedanken. Er denkt oder spricht etwa Folgendes:

> Also, GEIST, Du benimmst Dich schlecht. Du führst Dich wie ein verzogener Fratz auf. Du weißt es doch besser, und ich erwarte, dass Du Dich besser benimmst. Du sollst und wirst Dich besser benehmen und Dich richtig verhalten. Du musst wieder normale

und gesunde Verhältnisse schaffen. Du bist für diese Organe verantwortlich, und ich erwarte von Dir, dass Du die Arbeit angemessen ausführst, die Dir der Unendliche Geist übertragen hat.

Solche und ähnliche Gedanken können Ihnen eine Vorstellung von der Behandlungsweise geben. Machen Sie dem Geist des Körperteils klar, was Sie von ihm erwarten. Sie werden verblüfft sein, wie bereitwillig der Zell-Geist gehorcht. Der rebellische Geist des Körperteils agiert wie ein Kind, das widerspenstig, bockig, mit sich uneins ist. Er muss zum rechten Handeln gelockt, gescholten, geführt, geliebt werden, wie auch immer es die Situation erfordert – natürlich immer mit Liebe als Grundvoraussetzung, wie auch im Falle eines Kindes. Der Zell-Geist ist im Grunde ein unfertiger, kindlicher Geist, und mit diesem Gedanken vor Augen können Sie die Behandlung mit größtem Gewinn anwenden. Die Hände kommen bei dieser Form der Behandlung zwar zum Zug, wie Sie sehen werden, aber in erster Linie um des Zell-Geistes Aufmerksamkeit zu wecken – gleichsam wie wenn Sie jemandem auf die Schulter klopfen. Wecken Sie die Aufmerksamkeit des Zell-Geistes und Sie werden erleben, wie aufmerksam Ihren Anweisungen Folge geleistet wird.

Im Geist der verschiedenen Organe gibt es merkliche Unterschiede, wie das auch bei Kindern der Fall ist. So ist zum Beispiel das Herz sehr intelligent und gehorcht Anweisungen des zentralen Geistes bereitwillig. Die Leber andererseits ist von törichter, derber mentaler Ausrichtung und muss wie ein Esel angetrieben, statt wie ein Lamm geführt zu werden. Sie haben schon Kinder wie diese gesehen – halten Sie einfach das Bild im Geiste fest. Sie kennen nun die Theorie – wenden wir uns der Praxis des Heilens mit Gedankenkraft zu.

Praxis des Heilens mit Gedankenkraft

Magenprobleme: Die Mehrzahl aller Krankheiten haben ihre eigentliche Wurzel im Magen, und die übrigen Störungen sind ebenfalls nur Folgen des Hauptübels, das im Magen wohnt. Folglich ist es immer weise, die Behandlung mit einer Magen-Behandlung zu beginnen. Verdauungsstörung und Mangelernährung liegen 90 % aller Krankheiten zugrunde. Beseitige die Ursache, und die Symptome verschwinden.

Den Geist im Magen behandelt man wie folgt: Lassen Sie den Patienten aufrecht stehen oder auf dem Rücken liegen. Verabreichen Sie nun über seinem Magen mehrere schnelle (aber sanfte) Schläge beziehungsweise Klopfer mit der Hand und sprechen Sie dabei: »Geist, wach auf!« Halten Sie dann die Handfläche der rechten Hand über den Magen und sagen Sie ihm:

> Magen-Geist, ich möchte, dass Du jetzt aufwachst und Dich ordentlich um dieses Organ kümmerst. Du hast es vernachlässigt. Du hast nicht korrekt gearbeitet. Du sollst ab jetzt anfangen, angemessen zu arbeiten, und dieses Organ wieder stark, gesund und aktiv machen. Es soll seine Arbeit richtig machen und Du musst dafür sorgen, dass das passiert. Du musst Dich darum kümmern, dass die Nahrung gut verdaut wird und den ganzen Körper ernährt. Löse den Stau und die Trägheit auf, kümmere Dich darum, dass das Organ voll Leben und Energie arbeitet und dass es gut funktioniert.

Sie müssen sich nicht genau an diesen Wortlaut halten, Sie können ergänzen und abwandeln. Hauptsache ist, dass der Magen-Geist erfährt, was Sie von ihm erwarten und was er leisten soll. Die Intelligenz, die der betroffene Geist an den Tag legt, wird Sie überraschen, ebenso wie rasch er Ihre Instruktionen umsetzt.

Geben Sie die Magen-Behandlungen täglich. Die Behandlung sollte etwa fünf bis zehn Minuten in Anspruch nehmen. In der Regel dauert es dann etwa eine bis vier Wochen, bis im Falle von Verdauungsstörungen abschließende Ergebnisse vorliegen, je nach vorheriger Dauer der Störung und der mentalen Einstellung des Patienten – mit anderen Worten, ob er mit Ihnen kooperiert oder Widerstände mitbringt.

Leberprobleme: Behandeln Sie die Leber in ähnlicher Weise wie den Magen. Die Leber allerdings ist ein eher träges Organ und muss deshalb scharf und direkt angesprochen werden – wie ein störrischer Esel. Die Leber lässt sich nicht locken, sie muss wie ein Muli angetrieben werden. Wenn wir hier von der Leber sprechen, meinen wir natürlich den Geist der Leber. Geben Sie der Leber die Anweisung, ordentlich zu funktionieren, die richtige Menge Galle zu sekretieren, keinen Tropfen mehr, die Galle frei fließen und ihre Arbeit tun zu lassen etc.

Verstopfung: Behandeln Sie eine Verstopfung, indem Sie zuerst die Leber wie oben beschrieben behandeln. Streichen Sie dann mit der Hand über die Darmregion und sagen dabei:

> Darm-Geist, wach auf – kümmere Dich um Deine Pflichten – bewege Dich natürlich und mühelos, wie es Dir zukommt.

Verstopfung kann manchmal hartnäckig sein, wenn der Anus (die äußere Öffnung des Dickdarms, durch die der Stuhl nach außen tritt) zu stark kontrahiert. Platzieren Sie Ihre Hand in solchen Fällen über den Körperteil (außerhalb der Kleidung funktioniert gut), drücken Sie leicht, um seine Aufmerksamkeit zu wecken, und sprechen Sie:

Entspann Dich, lass los, Du machst Ärger. Entspann Dich und lass die Bewegung des Darms ungehindert und naturgemäß zu.

Durchfall: Durchfall wird ähnlich wie Verstopfung behandelt, wobei die gleichen Organe zum Zuge kommen, jetzt natürlich in umgekehrter Reihenfolge. Der Darm erfährt, dass er sich einbremsen soll, und der Leber wird mitgeteilt, sie möge sich benehmen.

Nierenprobleme: Die Nieren werden in ähnlicher Weise behandelt wie die Leber. Klopfen Sie mehrmals munter mit den Fingern darauf und sagen Sie ihnen, dass sie ihre Arbeit ordentlich und der Natur gemäß machen sollen. In Fällen verstärkten Harndrangs weisen Sie Nieren und Blase an, es langsamer anzugehen, und versuchen Sie, das Wasserlassen nach und nach seltener werden zu lassen. Wenn der Patient dafür gewohnheitsmäßig dreimal in der Nacht aufsteht, senken Sie es auf zweimal, dann auf einmal und schließlich auf Null zwischen Einschlafen und dem nächsten Morgen. Behandeln Sie täglich zwischen fünf und zehn Minuten lang, verteilt über etwa einen Monat. Bei der Behandlung häufigen Harndrangs wäre es sinnvoll, Aufwärtsbewegungen entlang der Körperzone zu machen und dabei ein mentales Bild zu formen, wie man den Fluss zurückdrängt. Dieses Aufwärtsstreichen ist auch angebracht, wenn man Durchfall zusätzlich zur regulären Behandlung behandeln möchte.

Rheumatismus: Bei Rheumatismus verwendet man zwei Methoden in Kombination. Die erste Behandlung gilt den Nieren, wobei der Nieren-Geist angewiesen wird, alle Unreinheiten und die Harnsäure aus dem System auszuscheiden. Das Unvermögen hierzu ist die Hauptursache von Rheuma, woraus folgt, dass eine Abhilfe des Grundübels gute Ergebnisse zeitigen und ein Wiederaufflammen

verhindern wird. Gleichzeitig sollte man die betroffenen Zonen manuell behandeln und ihnen zusprechen, die Harnsäure abzuschütteln und loszuwerden, sich zu entspannen und die Verkrampfung aufzulösen. Behandeln Sie auch den Magen, denn ein Großteil des Grundübels stammt von Mangelernährung und ungenügender Verdauung.

Herzprobleme: Das Herz ist das intelligenteste Organ – will sagen, es besitzt eine höhere Geist-Ebene als jedes andere Organ (ausgenommen natürlich das Gehirn). Dieser Herz-Geist antwortet liebevollen Anweisungen bereitwillig und ist sehr sanft und freundlich. Bei Herzrasen oder unregelmäßigem Herzschlag legen Sie die Hand sanft über die Herzregion und sagen Sie freundlich: »Herz-Geist, beruhige dich – still, still, still, arbeite ruhig und gleichmäßig – gleichmäßig, gleichmäßig.« Sie werden spüren, wie das Herzrasen langsam abflaut und die Herztätigkeit regelmäßig wird.

Nervensystem: Nervöse Störungen können folgendermaßen behandelt werden: Beginnen Sie mit einer Behandlung von Magen und Leber, damit sie korrekt funktionieren. Behandeln Sie dann die Nerven entlang des Rückgrats und geben Sie Anweisungen, die dem vorliegenden Fall Genüge tun.

Kreislauf-Regulierung erreicht man durch langes, großzügiges Streichen vom Kopf bis zu den Füßen (siehe »Prana-Heilung«), wobei man dem Geist der Arterien und Venen sagt:

> Fließe frei und gleichmäßig – regelmäßig und andauernd – fließe, kreise, fließe.

Es ist eine gute Idee, die Behandlung zur Kreislauf-Regulierung bei nahezu jeder Form der Behandlung zu verabreichen, denn so werden Sie dazu beitragen, normale Verhältnisse zu schaffen und die Rückkehr gesunder Funktionen zu fördern.

Kopfschmerzen werden zuerst mit einer Behandlung des Magens begonnen, dann folgt eine Balancierung des Kreislaufs, schließlich folgt die lokale Behandlung des Kopfes, wobei man z. B. die Worte spricht:

> Beruhige Dich, langsam, langsam, langsam, ruh Dich aus, ruh Dich aus, ruhe Dich aus.

Frauenleiden: Diese Störungen beginnen mit einer Behandlung des Magens, um dort normale Verhältnisse aufzubauen, damit die Patientin angemessen ernährt ist und Energie und Kraft in die betroffene Körperregion senden kann. Dieser Schritt darf nicht übersprungen werden. Nun folgt die lokale Behandlung wie im Falle einer Diarrhöe, wobei man die Hände vor den unteren Teil des Bauches hält und dem Geist folgende Anweisungen gibt: »Kraft, richtige Funktion, Gesundheit« etc. Bei zu starker Periode: »Langsamer, fließe nicht so stark« etc. Bei einer Gebärmuttersenkung hat die Anweisung »Straff, fest, straff, fest« etc. einen wunderbar kräftigenden Effekt.

Weitere Störungen: Die Liste aller bekannten Krankheiten durchzugehen ist entbehrlich, denn letztlich sind sie nichts anderes als mannigfache Fälle von unvollkommener »Geist-Tätigkeit«. Wie Sie sicher erkannt haben, ähnelt sich die Behandlung in allen Fällen. Wenden Sie stets die Allgemeine Behandlung an und erteilen Sie dann mentale Anweisungen mit Worten, die für den jeweiligen Fall

geeignet sind. Mit anderen Worten: *Sprechen Sie mit dem Geist über seinen Teil im Ganzen, den er zu erfüllen hat.* Sprechen Sie mit ihm wie mit einem Kind, das seine Pflichten nicht getan hat. Diskutieren Sie mit ihm, führen Sie ihn, treiben Sie ihn an, was auch immer geeignet erscheint. Mit Urteilskraft und ein wenig Nachdenken werden Sie schon bald den Dreh heraus haben, welche Anweisungen zum Erfolg führen.

Vor allem aber vergessen Sie nicht, dass Sie den Geist der betroffenen Körperregion ansprechen, nicht irgendeine leblose Materie. In einem lebendigen Körper gibt es keine tote Materie – Geist ist in jeder Ecke, in jeder Zelle. Geist spricht mit Geist – denken Sie daran, denn hier verbirgt sich das Geheimnis dieser Behandlungsmethode.

Denken Sie auch immer daran, dass die Mehrzahl aller Krankheiten von gestörter Magenfunktion und gestörtem Kreislauf herrühren. Führen Sie die Verdauung zu normaler Aktivität zurück, den Kreislauf zu ausgeglichener Tätigkeit, und Sie haben die Ursache der Störung beseitigt. Vergessen Sie dies niemals, es ist von größter Bedeutung.

Sprechen Sie mit dem Geist wie mit einer Person – einem Kind – und verwenden Sie Worte, die den besten Erfolg versprechen. Schon ein wenig Übung vermittelt die nötige Praxis und bald sind Sie vertraut mit den Geist-Wesenheiten in den verschiedenen Körperteilen. Zudem werden diese Geistwesen rasch erkennen, dass Sie mit ihnen vertraut sind, so wie ein Pferd einen Menschen erkennt, der den Umgang mit seinesgleichen gewohnt ist, auch wenn es diesen Menschen noch nie gesehen hat. Mit Hunden verhält es sich ebenso. Diese Form der Behandlung lässt sich auch auf Tiere anwenden und wir haben schon von vielen bemerkenswerten Heilungen auf diesem Weg gehört.

Denken Sie auch daran, dass der Zell-Geist beziehungsweise

Körperzonen-Geist das gesprochene Wort nicht versteht. Aber er versteht den Gedanken, der den Worten vorausgeht, und antwortet darauf. Die Worte helfen nur, Gedanken glasklar zu formen. Worte sind nur Platzhalter für Gedanken – jedem Wort liegt ein Gedanke oder mehrere zugrunde. Erkennen Sie das jetzt? Ein Deutscher kann einem Engländer eine Behandlung geben, der selbst kein Wort Deutsch versteht. Aber der Zell-Geist versteht den Gedanken hinter den Worten, gleichgültig, welche Sprache gesprochen wird. Ist das nicht wunderbar? Und doch so einfach, wenn man den Schlüssel besitzt. Es ist der Gedanke, nicht das Wort. Das gesprochene Wort aber hilft dem Geist, den Gedanken zu formen. Wir denken in Worten. Wir träumen sogar in Worten.

Verlieren Sie von jetzt an diese unkomplizierte Behandlungsweise nicht mehr aus den Augen. Sie gehört zu den wirksamsten, denn sie vereint die guten Eigenschaften mehrerer anderer in sich. Sie ist so einfach, leicht verständlich, leicht anzuwenden. Versäumen Sie nicht, sie zu erproben.

Selbstbehandlung

Diese Behandlung können Sie mit größtem Erfolg auch sich selbst verabreichen. Der Zentral-Geist gibt dem Zell-Geist oder Körperteil-Geist die Anweisung – in derselben Weise wie bei der Behandlung eines Patienten. Auch die Methoden sind praktisch dieselben wie oben beschrieben. Man kann sogar eine gute Vorstellung von ihnen gewinnen, wenn man sie zuerst an sich selbst ausprobiert.

Über das Thema Selbstheilung ließe sich ein ganzes Buch schreiben, aber das würde nur unnötig aufblasen, was wir in diesem Kapitel vorgestellt haben. In diesem Buch soll Ihnen die brauchbarste Information in kürzester Zeit auf engstem Raum vorgestellt werden.

Jedes Kapitel bringt Ihnen Information, die um ein Vielfaches wertvoller ist als der Preis für dieses Buch. Wobei manche, die sich das Wissen angeeignet haben, nicht unerhebliche Kursgebühren für die Weitergabe verlangen. Viele »Lehrgänge« auf dem Markt bringen nicht mehr als in diesen Kapiteln angeboten. Wir sagen das nicht aus Selbstgefälligkeit, sondern damit Sie sehen, dass Sie auf diesen Seiten das Wesentliche in aller Kürze in die Hand bekommen.

Kapitel 12

Suggestiv-Heilen

Suggestiv-Heilen beruht auf der Wirkung geistiger Beeinflussung des Instinktiven Geistes. So wie die negative Einflüsterung eines anderen Menschen oder durch einen selbst körperliche Störungen durch den Instinktiven Geist hervorrufen kann, so kann auf der anderen Seite die positive Suggestion von außen oder einem selbst die Gesundheit wiederherstellen.

Der Einfluss geistiger Zustände auf den Körper ist all jenen wohlvertraut, die sich damit befasst haben – sowohl Wissenschaftler als auch Esoteriker. Wir zitieren hier einige Fälle, um Ihre Aufmerksamkeit auf die Grundlagen des Suggestiv-Heilens zu lenken.[11]

Prof. James, der berühmte Psychologe, sagte: »Tatsache ist, dass es keinen Bewusstseinszustand gibt, weder als Wahrnehmung, Gefühl noch Gedanke, der sich nicht direkt und automatisch in irgendeinen motorischen Effekt entlädt. Der Bewegungsimpuls mag dabei gar nicht als äußeres Verhalten sichtbar werden. Er kann sich zeigen als Veränderung des Herzschlags oder der Atmung, als Veränderung im Kreislauf wie etwa als Erröten oder Erbleichen etc. Er

11 Abgesehen davon, dass der Volksmund die Zusammenhänge schon seit Anfang der Zeiten kennt (»da kann einem die Galle übergehen«), ist heute auch der Wissenschaftszweig der Psychosomatik mit diesem Thema befasst. Ein wenig traurig stimmt, dass das Wissen zwar inzwischen allen Kriterien der Schulmedizin genügt, aber offenbar kaum jemand praktische Konsequenzen zieht. Nämlich zum Beispiel, dass Liebe heilt, während die Pharmazie nur Symptome bekämpft. (Anm. d. Übers.)

existiert jedenfalls in irgendeiner Form, solange Bewusstsein existiert. Wir sind letztlich zu der festen Überzeugung gelangt, so fest wie nur irgendeine in der modernen Psychologie, dass bewusste Prozesse jeglicher Art in Formen von sichtbaren oder verborgenen Reaktionen münden.«

Bain wird zitiert: »Es gab viele Fälle von Tod oder geistiger Verwirrung als Folge eines Schocks nach einem Trauerfall oder einem Schicksalsschlag; dahinter verbirgt sich ein Naturgesetz.«

Darwin meint: »In langen Trauerphasen wird der Kreislauf träge, die Muskeln schlaff, die Augenlider sinken, der Kopf sinkt auf die eingesunkene Brust, Lippen, Wangen, Unterkiefer sinken unter dem eigenen Gewicht. Das gesamte Gebaren eines fröhlich gestimmten Menschen ist das genaue Gegenteil eines Menschen in Trauer.«

Olston sagt: »Wenn das allgemeine Gesetz des Körpers besagt, dass Frohmut, Hoffnung, Liebe, Freude und der Wunsch nach Gesundheit und Glück das Gewebewachstum fördern und allen Körperorganen kräftige und normale Funktion und somit Gesundheit ganz allgemein vermitteln, während Furcht, Melancholie, Missgunst, Hass, Schwermut, Verlust an Selbstvertrauen und all die anderen morbiden Geisteszustände zu Trägheit der Funktionen und Raubbau an den Organen führen – dann bin ich der Meinung, dass man die Begeisterung angesichts all dieser bedeutsamen Fakten gar nicht stark genug im Geist des Lesers anfachen kann.«

Flammarion wird zitiert: »Ein Gedanke, ein Eindruck, eine seelische Erschütterung sind zwar innere Vorgänge, sie können aber durchaus mehr oder weniger tiefgreifende körperliche Effekte auslösen. Es mangelt nicht an Beispielen für Menschen, die aufgrund von Emotionen plötzlich sterben. Die Macht, die die Einbildungskraft über das menschliche Leben ausüben kann, ist seit Langem bewiesen.«

Darwin berichtete von der Wirkung, die tiefe Trauer auf die Körperphysiologie hat, insbesondere auf den Kreislauf. Heimweh wird als Auslöser von Störungen in den Körperfunktionen genannt. Gute Nachrichten wirken sich positiv auf die Verdauung aus, schlechte blockieren sie. Ein ekliger Anblick erzeugt Übelkeit.

Sir Samuel Baker sagt: »Jeglicher tiefer Kummer oder starke Wut erzeugen in Teilen Afrikas automatisch Fieberschübe.«

Sir B. W. Richardson: »Diabetes aufgrund eines seelischen Schockzustandes ist ein echtes Beispiel für eine körperliche Krankheit seelischen Ursprungs.«

Sir George Paget: »In vielen Fällen hatte ich Grund zu der Überzeugung, dass Krebs seine Ursache in lang andauernden Angstzuständen hat.«

Murchison: »Überraschend war für mich, wie oft Patienten mit Leberkrebs die Ursache ihrer Erkrankung auf lang andauernde Trauer oder Angstzustände zurückführten. Diese Fälle kamen viel zu häufig vor, um sie als zufällig abzutun.«

Zahlreiche Autoritäten der Medizin berichten, dass Krebsfälle, insbesondere auch Eierstock- und Brustkrebs, ihren Auslöser in Angstzuständen finden. Andere weisen darauf hin, dass auch Gelbsucht dieselbe Ursache haben kann. Wieder andere führen anämische Zustände auf Schock und Sorgen zurück.

Sir B. W. Richardson: »Hautausschläge folgen starkem mentalen Stress. Bei alledem, auch bei Krebs-Epilepsie und Manien mentalen Ursprungs, gibt es eine Prädisposition. Bemerkenswert ist, in welch geringem Umfang man die Frage körperlicher Krankheit als Folge geistiger Einflüsse untersucht hat.«

Prof. Elmer Gates: »Meine Experimente zeigen, dass gereizte,

böswillige und depressive Emotionen schädliche Stoffe im System erzeugen, von denen manche extrem giftig sind; andersherum zeigte sich, dass angenehme Glücksgefühle chemische Verbundstoffe von Nährwert erzeugen, die die Zellen zur Energieproduktion anregen.«

Prof. Tuke zitiert in seinem Buch *Der Einfluss des Geistes auf den Körper* zahlreiche Krankheitsfälle, die durch Angst, Sorge und Schrecken ausgelöst wurden. Die wichtigsten sind: Irresein, Lähmung verschiedener Muskeln und Organe, Schweißausbrüche, Gallenentzündung, Gelbsucht, Ergrauen der Haare, Glatzenbildung, Zahnverfall, Nervenschock gefolgt von tödlich verlaufender Blutarmut, Störungen des Blasentraktes, Hautkrankheiten, Gesichtsrose, Ekzeme etc. Derselbe erwähnt den Effekt von Angst auf die Verbreitung von Krankheiten, insbesondere auf ansteckende Krankheiten. Cholera-Epidemien schrieb man im Wesentlichen den Ängsten der Menschen früherer Zeiten zu.

Viele Autoren gingen so weit zu behaupten, dass direkt oder indirekt in irgendeiner Form oder Intensität Angst an der Wurzel aller körperlichen Störungen und Krankheiten zu finden ist, und selbst wenn es übertrieben scheint – es liegt viel Wahrheit in dieser Behauptung. Im Hinblick auf das Gesagte hat es den Anschein, dass jegliche Methode, um Angst zu lindern oder zu vertreiben, einen großen Einfluss auf die Heilung von Krankheit hat. Und genau das ist der Fall. Fast alle Formen des Geistheilens erzeugen eine neue geistige Atmosphäre, neue Bedingungen im Patienten. Selbstvertrauen, Mut, Furchtlosigkeit, Hoffnung lösen die Angst ab, die körperliche Wirkung setzt ein.

Das Axiom im Suggestiv-Heilen lautet: »Im Handeln nimmt der Gedanke Gestalt an« und »Wie der Mensch im Herzen denkt, so ist er«.

Allgemeine Suggestion kann für das gesamte System nützlich sein, aber auch spezielle Organe lassen sich durch wohlgezielte Suggestionen stärken und zu normaler Funktion anregen. Der Instinktive Geist nimmt die empfangenen Suggestionen auf, *in Aktion nehmen sie Gestalt an.* Jede Körperzelle reagiert auf die Suggestion durch den Instinktiven Geist. Und jeder Körperteil, jedes Organ, jeder Nerv, jede Zelle kann auf diese Weise gestärkt und zu korrekter Funktion angeregt werden.

In den letzten Jahren erwies sich das Ausüben suggestiver Therapieformen unter der Ärzteschaft als recht beliebt. In der einen oder anderen Form wird sie in Zukunft rasch noch mehr Anhänger gewinnen. Viele Mediziner geben getarnte Suggestionen, etwa in Verbindung mit einem konkreten Medikament, wobei man dem Patienten mitteilt, dass das Mittel genau so und so wirken wird, und dann die Suggestion in unterschiedlicher Form wiederholt, bis der Patient vertrauensvoll die versprochenen Resultate erwartet – und somit *der Gedanke in Aktion Gestalt annimmt.* Gleichgültig wie die Suggestion verabreicht wird, es ist immer noch eine Suggestion.

In den folgenden Kapiteln werden wir besondere Ratschläge zu dieser Form der Behandlung geben. Das vermittelt praktisches Wissen besser als ein Buch voller allgemeiner Bemerkungen. Wir empfehlen, die Anweisungen sorgfältig zu studieren.

Kapitel 13

Praxis des Suggestiv-Heilens

Im vorigen Kapitel haben wir gezeigt, wie der Körper durch mentale Zustände beeinflusst werden kann – wie der Geist mithilfe des Mediums »Instinktiver Geist« das physische Sein beeinflusst. Und wir hoben die Tatsache hervor, dass ebenso wie mentale Zustände den Körper negativ beeinflussen können, man umgekehrt den Körper günstig beeinflussen kann. Gesundheit ist ebenso ansteckend wie Krankheit, und »Wie der Mensch im Herzen denkt, so ist er«; diese Maxime gilt sowohl für richtiges als auch für falsches Denken. Und auf genau dieser Vorstellung beziehungsweise Tatsache beruht die Praxis des Suggestiv-Heilens.

Wer Suggestiv-Heilen praktiziert, ist mit folgenden Aufgaben konfrontiert: normale mentale Denkweisen bei jenen Menschen wiederherstellen, die in Bezug auf ihren Körper in abnormale Denk-Gewohnheiten verfallen sind; normale Zustände erzielen mithilfe des Einflusses, den der Geist über die Körperzellen und Organe ausübt. Wie angedeutet besteht der Hauptunterschied zwischen Mentalem Heilen und Suggestiv-Therapie in der Art und Weise, wie die Behandlung verabreicht wird. Beim Mentalen Heilen gibt es wenig bis gar keine verbale Suggestion und die heilende Arbeit erfolgt auf dem Wege der Gedankenübertragung oder Telepathie. Beim Suggestiven Heilen erfolgt die Behandlung des Patienten-Geistes über verbale Suggestionen oder Worte des Heilers. Natürlich wirkt auch beim Suggestiven Heilen die Gedankenwelt von Heilerin und Heiler direkt auf den Geist des Patienten ein, ent-

sprechend dem Mentalen Heilen und gleichzeitig mithilfe verbaler Suggestion. Ein gewöhnlicher Suggestiv-Heiler wird das nicht zugeben, aber es ist gleichwohl wahr und hat tatsächlich viel mit der Heilung zu tun. Die verbale Suggestion ist oftmals nötig, um einen tiefen Eindruck auf den Geist mancher Patienten zu machen, aber die heilende mentale Kraft begleitet die Suggestionen, ob sich der Heiler dessen bewusst ist oder nicht. Die Tatsache, dass die Methodik verschiedener Suggestions-Therapeuten große Unterschiede aufweist, obgleich sie alle der gleichen Methode folgen und die gleichen Worte verwenden, mag als Beweis der These dienen.

Gleich zu Anfang soll kein Missverständnis aufkommen: Suggestiv-Heilen hat keine Gemeinsamkeiten mit Hypnotischer Suggestion beziehungsweise mit Hypnotherapie. Natürlich gibt es Suggestiv-Heiler, die beides kombinieren, aber darin besteht kein Nutzen und es gibt viel, was dagegen spricht. Hypnotherapie spielt in der Praxis der Suggestiv-Therapie keine echte Rolle. Hypnose-Therapeuten hatten entdeckt, dass man einem Patienten in Hypnose erfolgreich Gesundheit suggerieren kann, und folgerten daraus, dass Hypnose die notwendige Vorbedingung für Behandlung und Heilung war. Forscher konnten jedoch aufzeigen, dass Suggestionen ebenso erfolgreich waren, wenn der Patient hellwach und bewusst war und man nicht versuchte, einen Zustand der Hypnose zu erzielen. Wir möchten unseren Leserinnen und Lesern eindringlich raten, Hypnose aus ihrem Konzept von Suggestiv-Heilen zu verbannen. Es besteht kein echter Zusammenhang und es gibt viele Gründe, warum man beides streng auseinanderhalten sollte.

Nachdem wir eine Vorstellung von Wesen und Wirkungskreis der Suggestiv-Therapie gewonnen haben, wenden wir uns nun der Anwendung dieser Behandlung zu.

Aufnahmefähigkeit des Patienten. Mit Suggestiv-Heilen erzielt man die besten Resultate, wenn der Patient geistig aufnahmebereit ist. Will man ernsthaft mit jemandem über etwas Wichtiges sprechen, wünscht man sich das Gegenüber ja auch ruhig und nachdenklich gestimmt, statt geschüttelt von Sorgen, Wirrungen oder geschäftlichem Verdruss und somit abgelenkt vom Gesprächsgegenstand. Der Heiler sollte darauf hinwirken, dass der Patient während der Behandlung in friedvoller und entspannter Gemütslage verbleibt.

Aufmerksamkeit. Der Patient sollte dem Heiler volle Aufmerksamkeit widmen, denn auf dem Maß an aufgebrachter und erteilter Aufmerksamkeit beruht der Erfolg der Behandlung in erster Linie. Folglich ist es ratsam, den Patienten vor Beginn der Behandlung zur Ruhe kommen zu lassen. Der Heiler spricht vielleicht mit sanfter Stimme zu ihm und weist ihn an, jeden Muskel zu entspannen, jede Spannung aus den Nerven zu nehmen. Er sollte das Gespräch auf die individuellen Erfordernisse des Patienten lenken und dabei gleichzeitig Themen meiden, die zu Einspruch und Widerstand einladen. Sie sind ja nicht dazu aufgerufen, den Patienten zu irgendeiner Überzeugung zu bekehren – Sie sollen ihn heilen. Ihr Verhalten, Ihre Sprechweise sollen besänftigen und beruhigen.

Die Stimme. Der Heiler sollte der Pflege seiner »Suggestiv-Stimme« viel Aufmerksamkeit widmen. Es ist schwierig zu beschreiben, was das bedeutet, aber einige klärende Worte können vielleicht weiterhelfen. Wir meinen damit nicht, dass sich der Heiler zum gewandten Vortragskünstler wandeln soll, sondern dass er *Ernsthaftigkeit und Gefühl* in seinen Ton legt. Gedanken und Anliegen sollen seinen Ton so durchdringen, dass der Patient die Schwingungen fühlt. Sein Ton sollte kräftig und lebendig sein – nicht unbedingt laut, sondern von jener eigentümlichen Qualität, die wir *Kraft* nennen.

Die Stimme sollte vibrieren und in den Geist des Patienten eindringen. Ein Zustand der *Selbstvergessenheit* und *Konzentration* des Geistes auf die Bedeutung der Worte wird zum Ziel führen – wobei die Praxis natürlich Talent und Fähigkeit zur Reife bringen wird. Der Ton sollte intensiv sein.

Die folgenden Übungen werden dem Suggestions-Heiler helfen: Stellen Sie sich vor, Sie würden den Patienten mit Suggestionen behandeln. Halten Sie vor Ihr geistiges Auge, wie der Patient vor Ihnen auf einem Stuhl sitzt oder auf einer Couch liegt, wobei Sie neben ihm stehen oder an seiner Seite sitzen. Erteilen Sie nun die auf seinen Fall zugeschnittenen Suggestionen, sagen Sie ihm, welche Resultate zu erwarten sind, und sagen Sie ihm dann mit fester und positiver Stimme, dass sich dieses Ergebnis einstellen wird. Wählen Sie die Schlüsselworte der Suggestion – die starken, lebendigen Worte, die im Geist des Patienten während und nach der Behandlung haften bleiben sollen, und üben Sie deren Wiederholung, bis Sie fühlen, dass sie vibrieren und intensiv sind, mit echter Bedeutung und Absicht.

Zum Beispiel das Wort »kraftvoll« – denn es ist ein Wort, das wir bei der Suggestiv-Behandlung häufig verwenden sollten. Wiederholen Sie das Wort mehrmals, erhöhen Sie bei jeder Wiederholung Intensität und Nachdruck: »kraftvoll ... Kraftvoll! ... Kraftvoll!!! ... KRAFTVOLL!« Üben Sie so lange, bis Sie die Schwingung des Wortes in Ihrem gesamten Wesen fühlen können – bis das Wort den zugrunde liegenden Gedanken vollständig verkörpert. Wenden Sie sich dann dem Wort »gesund« zu und üben Sie damit in derselben Weise. Nicht herunterleiern wie eine Schallplatte oder ein Papagei – sondern versuchen Sie, tief zu empfinden, was Sie sagen.

Üben Sie das häufig und Sie werden nach und nach entdecken, dass Sie einen lebendigen Suggestiv-Ton entwickeln, der Ihre

Worte mit Intensität schwingen lässt und dem Patienten erfahrbar und fühlbar macht. Vergegenwärtigen Sie sich immer diese beiden Worte – *Intensität* und *Ernsthaftigkeit* –, wenn Sie die Suggestiv-Stimme entwickeln.

Der Blick. Der Suggestiv-Heiler sollte einen ernsten, unerschütterlichen Blick kultivieren. Kein Starren, sondern einen kraftvollen Blick. Durch Übung und Nachdenken gelingt das nach und nach. Ein Mensch betrachtet Dinge, die seine Aufmerksamkeit erregen, stets ernsthaft. Wenn Sie sich also dazu anhalten, mit Interesse und Aufmerksamkeit zu blicken, werden Sie feststellen, dass sich der angemessene Blick ohne weiteres Zutun von selbst entwickelt. Wir raten zur Kultivierung dieses Blicks nicht mit dem Hintergedanken hypnotischer Kräfte oder dergleichen, sondern mit der Idee, Gedankenkraft zu bündeln und die Aufmerksamkeit des Patienten an Sie zu binden. Darüber hinaus soll es Vertrauen im Geist des Patienten erwecken, der sich ja mehr oder weniger unsicher fühlt und dem es an Selbstvertrauen mangelt. Ohne Zuversicht seitens des Patienten ist eine Heilbehandlung immer schwierig, unabhängig von System oder Methode, denn in solchen Fällen arbeitet der Patient gegen den Heiler statt mit ihm.

Die geistige Einstellung des Heilers. Der Suggestiv-Heiler sollte mental von Ernsthaftigkeit durchdrungen sein. Oberflächlichkeit hat hier nichts verloren. Er sollte im besten Interesse des Patienten handeln, und damit erfüllt er auch sein eigenes bestes Interesse.

Er sollte absichtsvoll handeln und seine Bemühungen und sein Leben nicht in Nichtigkeiten verlieren. Das soll nicht heißen, dass sich in seinem Leben alles um Arbeit und nichts ums Vergnügen drehen soll – ganz im Gegenteil, denn Arbeit, Spiel und Muße gehören zum Leben eines gesunden Menschen. Wovon wir sprechen:

Er sollte sein Ziel vor Augen haben und sich entsprechend verhalten.

Er sollte konzentriert arbeiten. Abschweifende Aufmerksamkeit, mangelnde Konzentration sind bei der Suggestiv-Behandlung verhängnisvoll. Die Suggestionen erzielen nicht die gewünschte Wirkung und obendrein fühlt der Patient instinktiv, dass etwas fehlt, dass er nicht die passende Schwingung empfängt. Setzen Sie den Willen ein und richten Sie den Geist auf die Arbeit.

Der Heiler sollte Selbstvertrauen besitzen, und wenn es ihm daran fehlt, sollte er es mithilfe von Selbstsuggestion und Affirmation entwickeln. Wer kein Vertrauen in sich selbst hat, kann nicht erwarten, dass andere es entwickeln. Selbstvertrauen ist ansteckend, ebenso aber auch sein Fehlen. Das sollten Sie im Auge behalten.

Die Position des Patienten. Der Patient sollte locker und bequem sitzen oder liegen. Eine verstellbare Rückenlehne am Stuhl oder eine Couch sind ideal, um eine bequeme Position fürs körperliche Wohlgefühl einzunehmen. Der Patient sollte lernen, seine Muskeln zu entspannen. Das funktioniert am besten, wenn man den Patienten bittet, die Hand völlig schlaff zu halten. Der Heiler hebt sie dann auf, lässt sie durch ihr eigenes Gewicht wieder fallen und sagt dann dem Patienten, dass er den ganzen Körper in derselben Weise entspannt halten möge. Arbeiten Sie mit der Suggestion: »Machen Sie es sich vollkommen bequem – gelöst, angenehm und locker – locker und angenehm – locker und angenehm«, wobei die Suggestion nicht nur wirkt, um Loslassen und Entspannung im Körper zu bewirken, sondern auch Entspannung im Kopf und Lösen der Spannung in den Nerven. Der Heiler sollte entweder neben dem Patienten auf einem niedrigen Stuhl sitzen oder neben oder hinter ihm stehen. Folgen Sie in solchen Dingen Ihrer Intuition, denn es gibt hier keine festgeschriebenen Regeln.

Wiederholungen. Zu den Grundsätzen des Suggestiv-Heilens gehört, dass *Suggestionen durch Wiederholung immer kraftvoller wirken.* Ständige Wiederholung der Suggestion verankert sie gründlich im Geist des Patienten. Der Heiler sollte also die Schlüsselworte der Suggestionen ständig wiederholen. Dabei aber nicht in Monotonie abgleiten, sondern unterschiedliche Wortfolgen verwenden, wobei das Schlüsselwort beziehungsweise die Basis-Suggestion in jeder Folge enthalten sein sollte. Eine Suggestion zu verankern ist wie der Angriff auf eine Festung, sie muss von allen Seiten attackiert werden. Deshalb ist die Wiederholung der Suggestion in verschiedenen Wortformen wichtig. Bei der Wiederholung lassen Sie das Schlüsselwort kraftvoll und vibrierend erklingen.

Atmosphäre. Die Behandlung sollte so weit wie möglich in einer Umgebung stattfinden, die die Aufmerksamkeit nicht von den Suggestionen ablenkt. Geräusche und Blickfänge sollten ausgeschlossen sein, sodass sich die Ohren des Patienten auf die Suggestionen einstellen und konzentrieren können. Schließen Sie die Vorhänge, um ein Halbdunkel zu schaffen. Diese Dinge sind von großer psychologischer Bedeutung.

Visualisierung des erwarteten Zustands. Beim Verabreichen der Suggestionen ist es wichtig, dass sich der Patient das gewünschte Ergebnis geistig vorstellt – den Zustand, den Sie erzielen möchten. Führen Sie ihn Stufe für Stufe dorthin, stellen Sie sich jeden Vorgang der erwarteten Heilung vor und schließen Sie ab mit dem mentalen Bild seiner Gesundung. Bei der Beschreibung zur *Allgemeinen Behandlung* werden Sie noch genauer erkennen, was hier gemeint ist.

Wir erwähnen dies, damit Sie verstehen, warum dieses Bild erzeugt wird. Gedanken nehmen in Aktion Gestalt an. Wenn des Pa-

tienten Geist das mentale Bild von Behandlung zu Behandlung genau verfolgt, bewirkt er unbewusst, dass die körperliche Ebene das suggerierte Gedankenbild manifestiert.

Allgemeine Bemerkungen. Den Worten, die der Suggerierende äußert, wohnt keine besondere Magie inne; der besondere Vorzug der Suggestions-Therapie liegt im Gedanken *hinter* den Worten. In dem Maße, wie der Gedanke vom Patienten aufgenommen und absorbiert wird, in genau dem Maße ist die Behandlung erfolgreich. Das Maß des Erfolgs bestimmt folglich das Maß an Energie und Ernsthaftigkeit, das der Heiler in seine Gedanken legt, und das Maß an Energie und Ernsthaftigkeit, mit dem diese Gedanken dem Patienten über das gesprochene Wort übertragen werden. Natürlich besteht eine ständige telepathische Übertragung des Gedankens, aber die Wirkung wird durch kraftvolle suggestive Worte des Heilers noch verstärkt. Die Kombination beider Elemente ist machtvoll. Des Patienten Geist sollte allezeit auf den erhofften und erwarteten Zustand gerichtet sein – daher diese

Wichtige Regel

Während der Suggestionsarbeit *niemals auf die krankhafte Situation* Bezug nehmen, sondern stets vom erwünschten Zustand sprechen! Entführe den Geist der gegenwärtigen Situation und richte ihn auf den erwarteten Zustand. Damit pflanzen Sie dem Geist des Patienten das Idealbild ein, dem er unbewusst nachzueifern versucht.

Vernachlässigen Sie diese Regel nicht, denn sie ist äußerst wichtig. Keine negativen Suggestionen, keine »Verleugnungen«, sondern stets positive Suggestionen, Affirmationen oder Bekräftigungen! Suggerieren Sie also nicht »Du bist nicht schwach« usw., sondern

suggerieren Sie dafür immer wieder: »Du bist stark.« Erkennen Sie den Unterschied? Der Grund für diese Regel: Das Wiederholen des Wortes, das Sie austreiben wollen, bestätigt und bekräftigt in Wahrheit seine Existenz und lenkt den Geist des Patienten darauf.

Kapitel 14

Suggestiv-Behandlungsmethoden

Bei Suggestiv-Behandlungen sollte der Heiler in seinem Geist stets das Bild des beabsichtigten Zustands vor Augen haben. Das mentale Abbild wird es ihm mühelos und intuitiv ermöglichen, die passenden Suggestionen zu erteilen, und ihm auf den Wegen der Gedankenübertragung zugleich die Wirkung des ausgesandten Gedankens mitteilen. Der letzte Abschnitt dieses Themas wird in den Kapiteln behandelt, die sich mit Mentaler Heilung befassen.

Der Heiler sollte sich mit den Zuständen vertraut machen, die er erzielen möchte (und die wir in diesem Kapitel beschreiben werden), und dann die Suggestionen mit seinem Weg genau abstimmen.

Es ist stets eine gute Idee, die erste Behandlung mit einem kurzen Gespräch zu beginnen – über die Macht des Geistes über den Körper und über die wunderbare Wirkung geistiger Suggestionen auf die betroffenen Körperregionen. Gehen Sie bedacht vor und verstricken Sie sich dabei nicht in Theorie oder komplexe Details, denn der Patient ist mit dem Thema nicht so vertraut wie Sie und Theorie und Einzelheiten würden ihn nur verwirren. Halten Sie sich an die beabsichtigten »Effekte« und begnügen Sie sich damit, über den Einfluss des Geistes auf Körperorgane etc. zu sprechen, ohne in langatmige Hypothesen zu verschiedenen geistigen Ebenen abzugleiten. Lassen Sie den Patienten wissen, was Sie vorhaben und erreichen wollen, und versichern Sie sich so gut es geht seiner Zusammenarbeit, indem Sie ein mentales Bild dessen formen, was Sie suggerieren wollen.

In die Allgemeine Behandlung, die wir jetzt vorstellen, haben wir Suggestionen eingebaut, die dem Patienten eine zusätzliche Vorstellung von der Kraft des Geistes vermitteln. Das sollte man gelegentlich tun, um das Interesse an der Behandlung wach zu halten. Das ist sehr wichtig, denn der Grad an Interesse ist oftmals auch der Grad der Empfänglichkeit für die Behandlung.

Versuchen Sie nicht, bei der Behandlung den exakten Wortlaut unserer Allgemeinen Behandlung zu befolgen. Ihre eigenen Worte haben für Sie persönlich eine tiefere Bedeutung und Sie werden das Wesen der Abläufe besser erfassen können als bei der Wiederholung der Worte anderer Menschen. Im Folgenden nun eine passende *Allgemein-Behandlung.*

Allgemeine Suggestions-Behandlung

Nachdem Sie den Patienten zur Entspannung gebracht haben, in ruhiger und mußevoller Position, sprechen Sie zu ihm die folgenden Worte:

> Herr X (oder Frau X), Sie liegen jetzt ganz entspannt und friedlich und ausgeglichen. Ihr Körper ist im Ruhezustand – jeder Muskel ist entspannt – alle Nerven sind ruhig. Sie fühlen sich friedlich, ruhig, ausgeruht von Kopf bis Fuß, überall, von Kopf bis Fuß. Still, ausgeruht, ohne Sorgen. Ihr Geist ist friedlich und beherrscht, und Sie werden meinen heilenden Suggestionen gestatten, tief, ganz tief in Ihr Unterbewusstsein zu sinken, damit sie Gesundheit und Kraft hervorbringen. Wie ein Samenkorn, das in gute Erde gepflanzt wird, werden sie wachsen und die gute Frucht der Gesundheit und Kraft hervorbringen.
>
> Ich beginne nun, indem ich Ihren Magen und alle Organe der Er-

nährung und Verdauung kräftige, denn diese Organe geben Ihnen die Speise, die aufbaut und neue Kraft gibt. Ich sorge dafür, dass Ihr Magen die richtige Menge Nahrung bekommt und assimiliert und umwandelt in Versorgung, die zu allen Regionen Ihres Körpers getragen wird und dort Zellen, Teile und Organe aufbaut und kräftigt. Sie brauchen eine vollkommene Ernährung und ich sorge dafür, dass alle Verdauungsorgane Ihnen das geben werden.

Ihr Magen ist stark, stark, stark – stark und fähig und willens und bereit, gute Arbeit für Sie zu leisten und die Speisen zu Ihrer Ernährung zu verdauen. Er wird heute, genau jetzt beginnen, Kraft und Stärke an den Tag zu legen, sodass er Ihre Nahrung verdaut und Sie richtig ernährt. Sie müssen die passende Ernährung bekommen, um sich wohl zu fühlen, und deshalb beginnen wir genau hier beim Magen. Ihr Magen ist stark, stark, stark und fühlt sich wohl und bereit, mit seiner Arbeit zu beginnen. Sie beginnen diesen Kraftzuwachs im Magen zu fühlen – Sie beginnen es genau jetzt zu fühlen und Sie werden sehen, er wird immer kräftiger und macht seine Arbeit Tag für Tag immer besser. Magen und Verdauungsorgane sind bereit, ihre Arbeit korrekt zu tun, sie werden Nahrung in alle Körperregionen senden – und das ist es, was Sie brauchen – das ist es, was Sie brauchen. Ich kann diesen erschöpften Organen Impulse senden und ihnen neue Kraft und Gesundheit und Stärke geben, und Sie werden die Besserung augenblicklich spüren. Denken Sie jetzt daran, Ernährung, Ernährung, Ernährung – danach streben wir für Sie im Augenblick – und das ist es auch, was wir genau jetzt erreichen werden – gleich von Anfang an.

Ich erwarte, dass Sie mit mir zusammenarbeiten und versuchen helle, glückliche und fröhliche Gedanken im Geist zu halten, die ganze Zeit, die ganze Zeit. Helle, glückliche und fröhliche Gedanken werden den krankhaften Zustand vertreiben – ich sage: vertreiben! Denken Sie helle, glückliche und fröhliche Gedanken und Sie

werden eine deutliche Besserung Ihrer geistigen und körperlichen Verfassung empfinden. Denken Sie daran: hell, glücklich, fröhlich – speichern Sie die Worte im Gedächtnis und wiederholen Sie sie oft. Jetzt werden wir Ihren Kreislauf ins Gleichgewicht bringen. Neben der Ernährung ist der Kreislauf das Wichtigste. Genau jetzt werden Sie einen angemessenen, gleichmäßigen Kreislauf bewirken, im ganzen Körper, von Kopf bis Fuß, von Kopf bis Fuß. Das Blut wird frei und unbeschwert durch den ganzen Körper zirkulieren – von Kopf bis Fuß – und dabei Nahrung und Kraft überallhin bringen. Es kehrt zurück mit den Abfallstoffen der Zellen, Organe und Regionen, die in den Lungen verbrannt und aus dem Körper ausgeschieden werden, die dann wieder durch frische, gute Stoffe im Blut ersetzt werden. Atmen Sie nun mehrmals tief und verbrennen Sie die kranken Abfallstoffe, die das Blut mit sich geführt hat, um vom Sauerstoff in den Lungen verbrannt zu werden, den Sie eingeatmet haben. Sie atmen Gesundheit und Stärke ein – ich sage: Gesundheit und Stärke, und von jetzt an werden Sie sich besser fühlen. Üben Sie gelegentlich die tiefe Atmung und halten Sie im Geist fest, dass Sie Gesundheit und Kraft einatmen und die alten krankhaften Zustände ausatmen. Denn genau das ist es, was Sie tun. Perfekter Kreislauf im ganzen Körper und richtiges Atmen, um der guten Arbeit beizustehen.

Sie müssen auch beginnen die Abfallstoffe des Systems auszuscheiden, indem Sie täglich genügend Wasser trinken. Sie müssen mehr Flüssigkeit zu sich nehmen. Lassen Sie immer ein Glas Wasser in Ihrer Reichweite, nehmen Sie gelegentlich einige Schlucke daraus und sprechen Sie: ›Ich trinke dieses Wasser, um meinen Körper von allen Unreinheiten zu befreien und um neue, normale, gesunde Verhältnisse zu schaffen.‹ Vernachlässigen Sie das nicht, denn es ist sehr wichtig. Eine Pflanze braucht Wasser, um sich gesund zu entwickeln, und das gilt auch für Sie. Also vernachlässigen Sie das Wasser nicht.

Die erhöhte Flüssigkeitszufuhr trägt zu geregeltem Stuhlgang bei und kann so die Abfallstoffe des System entfernen. Morgen früh wird Ihr Stuhlgang naturgemäß und mühelos beginnen, und schon bald wird sich die Regelmäßigkeit einstellen. Helfen Sie mir bei dieser Arbeit, indem Sie den Gedanken festhalten, dass Ihr Stuhlgang bald ganz natürlich stattfinden wird.

Jetzt haben wir begonnen, die gute Arbeit zu machen, und Sie müssen dabei bleiben. Sie beginnen aus Ihrer Speise die korrekte Ernährung zu erhalten, weil sich Ihre Verdauungsorgane vervollkommnen. Jeder Teil von Ihnen wird gekräftigt und täglich werden Sie Fortschritte bemerken. Ihr Kreislauf kommt ins Gleichgewicht, Ihr Allgemeinzustand profitiert davon. Sie werden frei atmen und so Ihren Körper kräftigen und alte Abfallstoffe verbrennen. Sie werden sich alter Schlackenstoffe entledigen, indem Sie mehr trinken, wie ich gesagt habe, und Ihr geregelter Stuhlgang wird Ihr System vom Giftmüll des Systems reinigen. Sie werden heiter und fröhlich, glücklich, kräftig und gut gelaunt sein.

Sie sind insgesamt stärker, von Kopf bis Fuß – von Kopf bis Fuß – und jedes Organ, jede Zelle und jede Körperregion funktioniert jetzt richtig; Gesundheit und Lebenskraft und Energie kommen zu Ihnen, kommen genau jetzt zu Ihnen.

Lassen Sie spezifische Suggestionen folgen, die die Körperregion ansprechen, von der die Störungen auszugehen scheinen – gestalten Sie die Suggestionen je nach dem beabsichtigten Ziel. Suggerieren Sie, dass sich der Schmerz jetzt verabschiedet und dass sich der Normalzustand wieder durchsetzen wird.

Sie werden sehen, die beschriebene Allgemein-Behandlung wird bei den Patienten große Fortschritte bringen, unabhängig von dem Ort der Störung. Das Geheimnis ist hier, dass die Wiederherstellung der korrekten Funktion von Ernährung, Verdauung und

Ausscheidung zur Folge hat, dass sich alles andere von selbst ergibt. Eine Frau oder ein Mann mit perfekter Verdauung, Assimilation und Ausscheidung – das heißt mit der richtigen Ernährung und erfolgreicher Beseitigung der »Schlacken im System« – kann gar nicht anders als ein gesunder Mensch sein. Lesen Sie sorgfältig unser Buch *Hatha Yoga* und machen Sie sich mit der Bedeutung dieser Dinge vertraut. Vielleicht arbeiten Sie gar die Lehren von *Hatha Yoga* in Ihre Suggestionen ein. Auf diese Weise gegebene Ratschläge werden sich als von größtem Wert für die Patienten erweisen.

Machen Sie sich mit den Grundregeln eines rechten Lebenswandels vertraut, wie in *Hatha Yoga* aufgezeichnet, und Sie halten das Geheimnis guter Gesundheit in Händen. Pflanzen Sie dieses Gedankengut Ihren Patienten ein und Sie werden deren Lebensgewohnheiten umschalten von »mangelhaft« zu »vollkommen«, sodass sie nach der Heilung auch *gesund bleiben*. Suggestionen nach diesen Vorgaben werden sich für die Behandelten als Geschenk des Himmels erweisen, wenn Sie diese Gedanken fest im eigenen Geist verankern und somit in gleicher Weise weiterreichen können.

Sie werden entdecken, dass unabhängig von der Art der Beschwerden mangelhafte Nahrung und Verstopfung zu den vordringlichsten Dingen zählen, die überwunden werden müssen. Erklären Sie dies dem Patienten und sagen Sie ihm, dass Sie mithilfe von Suggestionen den Normalzustand wiederherstellen werden – und dass Sie auch dazu fähig sind.

Bei Frauenleiden, etwa bei gestörter Menstruation, wird die oben beschriebene Behandlung Wunder wirken. Verabreichen Sie Suggestionen einer regelmäßigen Periode, wie Sie auch die Suggestionen zur normalen Ausscheidungsfunktion gegeben haben – das Prinzip ist das Gleiche. Sagen Sie der Patientin, dass sie sich voll Zuversicht auf die Zeit einer regelmäßigen Periode freuen kann,

und lassen Sie sie ihre Gedanken auf einen Termin in naher Zukunft fixieren. In vielen Fällen hat sich nach ungefähr einem Monat der normale Rhythmus eingestellt.

Wir müssen hier nicht in allen Einzelheiten auf die Suggestiv-Behandlung unterschiedlicher Störungen eingehen. Sie haben den Hauptschlüssel von uns erhalten und können die Behandlung ohne Weiteres an alle nur denkbaren Probleme anpassen. Vergessen Sie jedoch nie, auf einer angemessenen Ernährung und Ausscheidungsfunktion sowie auf einen Kreislauf im Gleichgewicht zu bestehen, denn diese Dinge kommen einem Allheilmittel gleich. Lesen Sie bei den anderen Formen des Geistheilens nach, die in diesem Buch zu finden sind. Sie werden von allem ein Körnchen profitieren.

Kapitel 15

Selbst-Suggestion

Wie ein Mensch im Herzen denkt, so ist er – eine alte Weisheit, deren Gültigkeit unserer Meinung nach von Jahr zu Jahr offener zutage tritt. In dem Kapitel, in dem wir demonstrierten, wie der Geist auf den Körper einwirkt, werden Sie bemerkt haben, dass die Mehrzahl aller körperlichen Probleme dem Gedankengut des Patienten selbst entsprungen ist – gleichsam durch Selbstsuggestion. Die körperliche Gesundheit eines Menschen ist im Wesentlichen ein Resultat dessen, was er oder sie sich selbst einredet also seine Selbstsuggestionen. Bewahrt er eine mentale Einstellung von Gesundheit, Kraft und Furchtlosigkeit, wird er das auch äußerlich bezeugen. Wenn er oder sie mit einem Kopf voller depressiver Gedanken durchs Leben gehen, wird der Körper entsprechend reagieren.

Angst ist die Hauptursache von Krankheit. Angst und Furcht wirken im Körpersystem wie ein Gift, und dessen Wirkung zeigt sich an allen Orten. Beseitigen Sie die Angst und Sie haben die Ursache der Störung beseitigt – und die Symptome werden nach und nach verschwinden.

Aber darüber haben wir anderswo schon gesprochen – und dies ist ein Buch der *Praxis* und nicht der Theorie. Die Frage ist, wie man sich selbst durch Selbstsuggestion behandeln kann.

Die Antwort liegt auf der Hand – einfach indem man sich selbst genau jene Suggestionen verabreicht, die man – dem Rat und den Anweisungen des vorigen Kapitels folgend – auch einem Patienten

geben würde. Das »Ich« in Ihnen kann jenem Bereich Ihres Geistes Suggestionen verabreichen, der den physikalischen Organismus beherrscht und den Körper von der Zelle bis zu den Organen lenkt. Wenn mit ausreichender Ernsthaftigkeit verabreicht, werden diese Suggestionen empfangen und ausgeführt. Ebenso wie sich Menschen durch niederdrückende Selbstsuggestion selbst krank machen, so können sie sich mithilfe geeigneter Suggestionen selbst wieder gesund machen.

Daran ist nichts Geheimnisvolles – es befindet sich in völliger Übereinstimmung mit wohletablierten psychologischen Gesetzmäßigkeiten.

Der beste Weg, einen Kurs in Auto-Suggestion zu belegen (vorausgesetzt Sie benötigen ihn), besteht darin, unser Buch *Hatha Yoga* genau zu lesen, das praktische Anleitung und Informationen zum Thema »Richtiges Leben« enthält. Nachdem Sie die Anleitung für richtiges Leben umgesetzt haben, beginnen Sie damit, richtiges Denken zu praktizieren. Richtiges Denken besteht darin, die richtige Einstellung von Frohsinn und Furchtlosigkeit zu pflegen. Diese beiden Dinge sind eine Dauerbatterie für Kraft.

Wenn Sie nicht bei vollkommener Gesundheit sind, können Sie sicher sein, dass es das Resultat der Verletzung irgendeines Naturgesetzes ist. Durch Abgleich mit *Hatha Yoga* können Sie herausfinden, welches Naturgesetz das ist. Ihre Pflicht ist es dann, die Gewohnheit abzustellen und die naturgemäßen Funktionen durch Selbstsuggestion und rechtes Denken wiederherzustellen.

In neun von zehn Fällen werden Sie entdecken, dass mangelhafte Ernährung und unvollkommene Ausscheidung an der Wurzel des Problems liegen. Sie glauben das nicht? Nun, lassen Sie uns Ihre Symptome aufzählen und sehen, ob Sie in Ihrem Fall nicht halbwegs zutreffen.

Zuallererst: Leiden Sie unter Appetitmangel und ungenügen-

der Verdauung, Sodbrennen oder Magenverstimmung? Dann sind Sie verstopft oder haben als Frau eine unregelmäßige Periode. Ihre Hände und Füße sind kalt, was auf ungenügenden Kreislauf hindeutet. Weiter sind Sehkraft und Gehör betroffen – manchmal klingen Ihre Ohren, Ihre Sehkraft wirkt trübe. Ihr Geschmackssinn ist angeknackst – auch Ihr Geruchssinn ist ungenügend und Sie haben Symptome eines Schnupfens. Ihre Sensibilität ist jedoch nicht eingeschränkt, Sie gelten als übersensibel, als nervös. Sie sind am Morgen nicht ausgeruht und fühlen sich ständig ausgebrannt. Ihre Haut ist farblos, die Wangen blass. Ihren Lippen und Fingernägeln fehlt die rosige Farbe der Gesundheit. Und so fort.

Passt die Beschreibung? Ist es nicht merkwürdig, wie wir Ihre Störung diagnostizieren konnten, ohne Sie persönlich gesehen oder von Ihnen gehört zu haben? Das geht ganz ohne Magie, das können wir Ihnen versichern. Wir haben nur die Symptome aufgezählt, die wir als typischen Fall von Mangelernährung und unvollkommener Ausscheidung bezeichnen würden. Die Ursache der Symptome liegt in diesen beiden Dingen. Die Beseitigung der Ursache liegt in der Korrektur schlechter Lebensgewohnheiten und schlechter Denkgewohnheiten. *Hatha Yoga* spricht von den Regeln des rechten Lebens, und Selbstsuggestion wird Ihnen beim Erlernen des rechten Denkens und beim raschen Beseitigen der Störung helfen.

Behandeln Sie sich selbst nach den Maßgaben für die Allgemeine Behandlung im letzten Kapitel unter der Überschrift *Suggestions-Behandlungen*. Verabreichen Sie die Behandlung mit Eifer – ebenso ernsthaft, als ob Sie statt sich selbst einen Patienten behandeln. Sie werden wundervolle Erfolge erzielen.

Betrachten Sie sich selbst vor Ihrem geistigen Auge in der Gestalt, die Sie sich wünschen. Denken Sie sich *genau so* und leben Sie dann, wie die gesunde Frau und der gesunde Mann leben sollte. Sprechen Sie ein ernstes Wörtchen mit sich selbst und sagen Sie

Ihrem Instinktiven Geist, was Sie von ihm erwarten – und bestehen Sie darauf, dass er den physikalischen Körper übernimmt, neue Zellen und Gewebe aufbaut und altes, verbrauchtes und krankes Gewebe abwirft. Er wird Ihnen wie ein gut trainierter Assistent oder Helfer gehorchen und Sie werden Gesundheit und Kraft entwickeln.

Wir könnten nun Seite um Seite mit Suggestionen und Affirmationen füllen, um sie bei vielfältigen Beschwerden einzusetzen. Das ist jedoch sinnlos. Sie können Ihre eigenen Suggestionen und Affirmationen bilden, die ebenso gut wirken werden wie unsere. Sprechen Sie einfach mit dem Instinktiven Geist, als ob er ein reales Gegenüber wäre, der für Ihren Körper verantwortlich ist, und sagen Sie ihm, was Sie von ihm erwarten. Zögern Sie nicht, Ernst in Ihre Worte zu legen – sprechen Sie mit Nachdruck. Sprechen Sie mit Entschiedenheit. Sagen Sie:

> Also, Du Instinktiver Geist, ich möchte, dass Du Dich an die Arbeit machst und die Dinge für mich besser in die Hand nimmst. Die alten Probleme hängen mir zum Hals raus und ich möchte sie loswerden. Ich esse nahrhafte Speisen und mein Magen ist stark genug, sie richtig zu verdauen, und ich bestehe darauf, dass Du dich darum kümmerst – ab sofort, genau jetzt. Ich trinke genug Wasser, um die Abfallstoffe aus meinem System zu beseitigen, und ich bestehe darauf, dass Du Dich täglich um regelmäßigen Stuhlgang kümmerst. Ich bestehe darauf, dass Du für einen balancierten und normalisierten Kreislauf sorgst. Ich atme richtig und verbrenne Abfallstoffe und versorge mein Blut mit Sauerstoff. Du kümmerst Dich um den Rest. Mach Dich an die Arbeit – mach Dich an die Arbeit.

Addieren Sie weitere Anweisungen, die Sie für angemessen halten, und dann werden Sie erleben, wie sich der Instinktive Geist

»ins Getümmel stürzt«.Gehen Sie noch einmal durch das Kapitel »Heilen mit Gedankenkraft« und was wir dort über das Thema geschrieben haben. Bewahren Sie dann die richtige geistige Einstellung, wappnen Sie sich mit kraftvollen Affirmationen, bis die Dinge in die richtigen Bahnen gelenkt sind. Sagen Sie sich selbst: »Ich werde stark und gesund – ich manifestiere Gesundheit«, etc., etc. Wir haben Ihnen jetzt gesagt, wie Sie es machen sollen – *also gehen Sie an die Arbeit und tun sie es!*

Kapitel 16

Mentales Heilen

Die Kapitel zum Thema »Suggestiv-Heilen« zeigen den Leserinnen und Lesern, welche Wirkung falsches Denken auf den physikalischen Körper hat. Diese Erläuterungen und Beispiele zu wiederholen oder zu erweitern ist hier nicht nötig. Wir nehmen an, dass alle Leserinnen und Leser dieses Buches in gewissem Umfang mit der Wirkung geistiger Zustände auf Körperfunktionen vertraut sind. Wir brauchen also für zusätzliche Beweise auf diesem Gebiet nicht weiter Platz zu beanspruchen.

Theorie und Grundlagen des Geistheilens beruhen auf dem Wissen um die Wirkung vom Geist auf den Körper, verbunden mit der Überzeugung, dass ebenso wie der Geist eine gestörte Funktion bewirken kann, der Prozess auch umgekehrt werden kann – um vollkommene Gesundheit und richtige Funktion wiederherzustellen. Wir versuchen hier weder die Theoriegebäude der unterschiedlichen Schulen des Geistheilens noch die zahlreichen Theorien in Bezug auf die Frage »Was ist der Geist?« noch die psychologischen Theorien in Bezug auf die Vorgänge bei der Heilung vorzutragen. Tatsache ist: Geistheilen ist eine Realität – und worum es hier geht, ist die Erläuterung seines Gebrauchs und seiner Anwendung.

Im Kapitel über Suggestives Heilen haben wir Informationen vorgestellt, die sich gut mit den Lehren zum Geistigen Heilen kombinieren lassen. Tatsächlich sind Suggestives und Mentales Heilen zwei Seiten derselben Münze. Der Hauptunterschied liegt in der Anwendung der Kraft, die der Behandlung zugrunde liegt. Sug-

gestiv-Heilen gründet fast gänzlich auf verbalen Suggestionen etc., während Geistheilen auf Gedankenübertragung beziehungsweise Telepathie beruht. Die besten Heilerinnen und Heiler verbinden in Gegenwart eines Patienten beide Methoden. Geistheilen erfordert jedoch nicht die Anwesenheit des Patienten. Die Behandlung wird oft über große Entfernungen hinweg durch Behandlung in Abwesenheit verabreicht, also eigentlich durch eine Form der Telepathie.

Telepathie wurde einst als abergläubische Fiktion belächelt, aber auch die Wissenschaft beginnt allmählich sie anzuerkennen. Man kannte sie in esoterischen Kreisen zu allen Zeiten unter allen Völkern und sie ist keineswegs etwas Neues, obwohl manche behaupten, sie in der Moderne entdeckt zu haben.[12] Seite um Seite könnten wir damit füllen, wie eine nachdenkliche Öffentlichkeit festen Glauben an die Gedankenübertragung bekundet, aber wir halten das nicht für nötig.

Mithilfe der Telepathie geschieht das Heilen in Abwesenheit des ausführenden Heilers und erfolgt nicht durch direkte verbale Suggestion – ein Faktor, der nicht übersehen werden sollte.

Das Grundprinzip des Geistheilens beruht auf der Tatsache, dass der zentrale Geist die Körperfunktionen steuert – anders gesagt, dass sich der Geist durch Organe, Zellen und Körperteile manifestiert. Letztere reagieren auf die mentalen Zustände des zentralen Geistes, und was auch immer ihn berührt, es beeinflusst auch Letztere. Heilerin und Heiler versuchen normale Verhältnisse in

---

12 An dieser Stelle lässt der Autor mehrere eminente Wissenschaftler und Prominente seiner Zeit zu Wort kommen, die allesamt der Überzeugung Ausdruck verleihen – auch auf der Basis direkter persönlicher Erfahrung –, dass Telepathie und Gedankenübertragung existieren und dass es nur noch eine Frage der Zeit sei, bis die Wissenschaft diese Tatsache durch Studien erhärtet. Letzteres ist bis heute nicht geschehen, obwohl hohe Preise dafür ausgesetzt waren und sind. (Anm. d. Übers., siehe auch sein Vorwort Seite 7).

den geistigen Vorstellungen des Zentralen Geistes zu erzeugen. Zum gesunden mentalen Bild gehört es, dass der Einzelne seine Herrschaft über den Körper und sein gesamtes System anerkennt. Ist dieses Bild erst einmal verankert, wird es Krankheit verhindern und Gesundheit erneuern, wenn sich Krankheit gezeigt hat. *Das Maß seiner heilenden Kraft ist abhängig vom Grad der Einsicht in die Oberhoheit des Geistes, den die Person an den Tag legt.*

Im kranken Durchschnittsmenschen, der sich langsam in niedrigere geistige Ebenen abgleiten und seine Einsicht aus diesem oder jenem Grund vernebeln ließ, ist diese Einsicht unvollkommen. An dieser Stelle kann der Heiler von Nutzen sein und seinen Dienst anbieten. Er hat seinen Geist positiv und geschärft gehalten, er hat sich in der Wissenschaft der Gedankenübertragung geübt. Wenn er aufgerufen ist, einem Patienten zu helfen, verstärkt er seine Schwingungen, bis sie die passende Ebene erreicht haben, um sie dem Patienten zu übertragen. Die Folge ist, dass der Patient sie in sich abbildet und sein Geist das geistige Prinzip aktiviert, das seine Organe und Zellen belebt – eigentlich der Instinktive Geist – und nach und nach wieder normale Verhältnisse herstellt.

Die verschiedenen Lehrgebäude des Geistheilens bieten eine Vielfalt von Theorien an, um Heilvorgänge zu erklären, aber wir sind der Meinung, dass obige Ausführungen genügen, um sämtliche grundlegenden Vorstellungen und Theorien abzudecken – ja sogar, um eine Begründung für das Geschehen abzugeben, unabhängig von und manchmal trotz aller metaphysischen Theorien. All diesen Heilweisen liegt ein Naturgesetz zugrunde, und es wäre töricht, die Tatsachen mit einer Ansammlung metaphysischer Theoriegebäude zu verwässern. Tatsache ist, dass alle diese Schulen Therapien verabreichen und – trotz aller Widersprüche in der Theorie – Heilungen zustande bringen. Ist das nicht Beweis genug, dass sie sich alle der gleichen Kraft und Macht bedienen, jenseits aller Er-

klärungsversuche? Wir werden hier nicht versuchen die Theorien im Einzelnen zu besprechen, sondern uns sofort der Probe aufs Exempel zuwenden, indem wir Ihnen im nächsten Kapitel ein einfaches System für die Praxis des Geistheilens anbieten wollen. Jeder von Ihnen kann dann dieselbe heilende Arbeit ausführen, die von den unterschiedlichen Schulen geleistet wird.

Kapitel 17

Mentale Heilmethoden

Wir geben den Schülerinnen und Schülern den Rat, sich mit allen bisher behandelten Fragen des Heilens – Gedankenkraft, Suggestionsbehandlung, metaphysische Behandlung etc. – gründlich vertraut zu machen. Man sollte eine möglichst *vollständige allgemeine Vorstellung* davon entwickeln, welche Bilder der Heiler während seiner Behandlungen vor sein geistiges Auge halten soll. Er mag das zum Einsatz bringen, was ihn persönlich anspricht, und das Übrige denjenigen überlassen, die sich ihrerseits davon inspiriert fühlen. Jeder von Euch möge die eigene Intuition zu Wort kommen lassen – sie wird in Eurem besten Interesse handeln, für eine erfolgreiche Heilarbeit.

Bei geistigen Heilbehandlungen muss der Heiler fähig sein, den gewünschten Zustand im Patienten vor das eigene geistige Auge zu führen. Er muss den Patienten mental als geheilt *sehen* können, muss die Körperregionen, Organe und Zellen in normaler Funktion *sehen* können, kurz, in dem Maß, in dem der Heiler den gesunden Zustand visualisieren kann, in dem Maß wird er beim geistigen Heilen Erfolg haben. Verbannen Sie alle zweifelnden Gedanken aus Ihrem Kopf, trainieren Sie Ihren Geist, die gewünschten Ergebnisse zu sehen, als ob sie vor Ihnen stünden, dem körperlichen Auge sichtbar. Üben Sie sich darin täglich von Neuem und Sie werden über Ihre Fortschritte staunen, bis Sie schließlich das Gefühl von Kraft und Heilung wie eine Welle erfasst.

Was die Übertragung der Gedanken betrifft, erfordert das vom Heiler keine enorme Anstrengung. Die Hauptschwierigkeit liegt in

der Fähigkeit, das beschriebene geistige Bild zu formen. Wenn ins Leben gerufen, kann es mühelos übertragen werden, indem man *schlicht nur daran denkt, wie die Übertragung geschieht.*

Das mag nun für viele Leserinnen und Leser befremdlich klingen, weil Sie der Meinung waren oder man sie lehrte, das Projizieren von Gedanken erfordere hohe Konzentration und Anstrengung. Diese Lehrmeinung ist falsch! Wahr ist vielmehr, dass Konzentration nur nötig ist, um ein glasklares mentales Abbild – klares Visualisieren – zu formen. Ist das gelungen, genügt für die Übertragung beziehungsweise Projektion schon der bloße Akt oder Wunsch – mit anderen Worten: *Indem man denkt, es geschähe genau in diesem Augenblick!* Manche Heiler und Meister im Fach der Gedankenübertragung kamen dahinter, dass es ihre Arbeit erleichterte, sich *bildhaft vorzustellen, wie der Gedanke Ihr Gehirn verlässt, den Raum durchquert und vom Geist des Patienten aufgenommen wird.* Dieser Weg wird dem Geist sicherlich helfen, das innere Bild zu fixieren, bis es seine Wirkung tun kann.

Bei der Behandlung eines körperlich anwesenden Patienten sollten Sie ihn zuerst anweisen, innezuhalten und sich zu beruhigen – kurz, Sie sollten mithelfen, dass er sich so gut es geht *in die Stille* begibt. Nicht dass er einschlafen sollte, sondern nur dass er seinen Geist zur Ruhe bringt und seine Gedanken von den Dingen und Abläufen im Außen so weit wie möglich zurückzieht. Um ihm dabei zu helfen, sollte auch die Umgebung abgeschirmt und friedlich sein, mit abgedunkelten Lichtverhältnissen.

Sind die passenden Bedingungen hergestellt, sollten Sie selbst inneren Frieden finden, bis Sie fühlen, dass Ihr eigenes Seelenleben zum aktiven Behandeln bereit ist und Ihre Schwingungen die angemessene Ebene erreicht haben (ihr persönliches Gefühl ist hier der Gradmesser). Jetzt können Sie mit der eigentlichen Behandlung beginnen. Auf der Basis des geistigen Bildes eines wieder ge-

sundeten Patienten formen Sie ein geistiges Idealbild der passenden Bedingungen; denken Sie nun diesen Zustand als in den Geist des Patienten übertragen – gleichsam eine Übertragung des »mentalen Fotos«. Beim Formen der mentalen Verhältnisse können Sie Worte benutzen – in der Stille natürlich. Hauptsache ist das mentale Abbild des Idealzustandes, den Sie hervorbringen wollen. Versuchen Sie sich den Patienten vorzustellen, wie er zu vollkommener Gesundheit gelangt ist – versuchen Sie sich während der Behandlung dieses Bild ständig vor Ihr geistiges Auge zu halten.

Es mag eine gute Idee sein, die Behandlung mit Ratschlägen und Ermutigungen für den Patienten zu ergänzen, ebenso auch mit einer kurzen Einführung in die Macht des eigenen Geistes, um zur Kooperation mit Ihren Gedanken einzuladen.

Bei der Heilung in Abwesenheit beziehungsweise der Fernheilung, wie man sie auch nennt, sollte der Heiler genau so vorgehen, als ob der Patient anwesend wäre. Er soll sich vorstellen, wie der Patient direkt vor ihm im Zimmer steht, und dann mit der Behandlung exakt so fortfahren, als ob er sich direkt an den Patienten wenden würde. Sie sollten im Geiste sehen, wie die Gedanken von Ihnen ausgehen, wie sie wandern und den Patienten erreichen. Viele Heiler sprechen während einer Fernheilung mental mit dem Patienten (als ob er anwesend wäre) und bereden Dinge, die man ihm mitteilen sollte, wenn er körperlich anwesend wäre. Dieses »Ferngespräch« kann aus Suggestionen von Gesundheit, Kraft und Wiederherstellung von Stärke bestehen oder auch aus Äußerungen zur Wahrheit und zum Sein, wie von metaphysischen Heilern angewandt. Überflüssig zu erwähnen, dass *der heilende Gedanke der Liebe* das stärkste Hilfsmittel bei der Wiederherstellung von Gesundheit ist. Lassen Sie Ihren Gedanken der Liebe in den Geist des Patienten fließen und alle negativen, blockierenden Gedanken fortspülen, die dort wohnen.

Während der Fernheilung wäre es hilfreich, wenn sich der Patient zum Zeitpunkt der Behandlung in eine friedliche, aufnahmefähige Stimmung bringt, etwa dadurch dass sich Heiler und Patient auf die genaue Zeit der Behandlung einigen. Das ist jedoch keine Vorbedingung oder von wesentlicher Bedeutung. Viele Heiler behandeln ihre Patienten nicht zu speziellen Zeiten, sondern gehen an die Arbeit, wenn ihnen die Bedingungen günstig erscheinen.

Jeder Versuch, umfassendere oder detailliertere Instruktionen zu diesen Behandlungsformen zu geben, wäre unsinnig und nur reine Wiederholung. Mit wenigen Worten haben wir Ihnen den Hauptschlüssel für die Behandlung in die Hand gegeben – die Essenz der Lehre. Halten Sie sich diese Regeln stets vor Augen und Sie werden – in Verbindung mit den Informationen aus den Kapiteln »Suggestiv-Heilen«, »Heilen mit Gedankenkraft« und dem Abschnitt (Prana-) »Fernheilen« (am Ende von Kapitel 9) – machtvolle und wirksame mentale Behandlungen geben können. Allein auf der Basis dieses einen Abschnitts im Themenbereich könnten wir ein ganzes Buch verfassen, aber das ist sinnlos und nicht mit dem Zweck dieses Buches vereinbar. Es möchte ein einfacher, einprägsamer Leitfaden für die Methodik des Geistheilens in seinen verschiedenen Formen sein.

Dieses Buch sollte in seiner Ganzheit gelesen, studiert und betrachtet werden, denn die Instruktionen der einen Heilweise überlappen in die Materie der anderen Methode. Vollständige und ausführliche Direktiven zu jedem Kapitel würden drei oder vier Bücher füllen statt nur dieses eine. Vergessen Sie also im eigenen Interesse nicht, dass Sie sich mit allen Methoden vertraut machen sollten, um aus den Informationen umfassendsten Nutzen ziehen zu können.

Kapitel 18

Metaphysisches Heilen

Der Begriff im Titel dieses Kapitels wird häufig fälschlich zur Beschreibung fast aller Formen des Heilens angewandt, die in diesem Buch vorkommen. Mit gewissem Recht lässt sich jede Form des Geistheilens als »metaphysisch« bezeichnen, denn das Wort bedeutet »jenseits des Physischen, jenseits des Körperlichen«. Die allgemein akzeptierte Wortbedeutung von »Metaphysik« lautet jedoch die »Wissenschaft vom Sein«. Auf der Basis der strengen Interpretation des Begriffs sollte er nur auf jene besondere Heilweise angewandt werden, die aus der *Wirklichkeit hinter den Erscheinungsformen* emporsteigt – aus dem *wahren Sein* – aus dem wahren Selbst des Universums (soweit es der Patient in sich selbst zum Tragen bringt). Wer fähig ist, *Das-was-Ist* Realität werden zu lassen, dem steht eine ganz und gar wunderbare heilende Kraft zur Verfügung, sowohl für sich selbst als auch für andere – wenn er sie auch anzuwenden versteht. Dieses Wissen zeigt sich bei jenen, die sich ins Höhere Bewusstsein fortentwickeln, jedoch nicht automatisch. Tatsächlich besteht sogar bei manchen dieser Menschen die Neigung, die materielle Welt als der Aufmerksamkeit unwürdig zu vernachlässigen und den Blick gänzlich auf höhere Seins-Ebenen zu richten. Diese Anschauung ist jedoch falsch, denn das Materielle übt eine zentrale Rolle bei der Entfaltung des Ichs aus; seine Vernachlässigung läuft dem Gesetz des Lebens zuwider.

Das eigentliche Geschehen bei dieser Spielart der metaphysischen Heilung lässt sich beschreiben als ein Beeinflussen des All-

tagsbewusstseins durch eine Energie, die vom Höheren Bewusstsein herrührt. *Höheres Bewusstsein* manifestiert seine Kraft in der Kontrolle des *Niederen Bewusstseins*. Die eigentliche Wurzel der Heilung ist letztlich wohl in folgendem Zusammenhang zu finden: Während der Geist damit beschäftigt ist, höhere Ebenen der Manifestation zu betrachten, lässt er davon ab, sich mit den Vorgängen der niederen Ebenen abzugeben – mit der Folge, dass Letztere nunmehr wieder ungestört mit den etablierten Gesetzen des Universums harmonieren können, unbehelligt von der pausenlosen Einflüsterung negativer Gedanken, die bei so vielen Menschen für krankhafte Zustände sorgen.

Wer sein höheres Wesen und seine wahre Natur verwirklicht, der erfährt ein Erheben über die Ängste und Sorgen, die bei so vielen Menschen vergiftend und krank machend wirken. Ist der störende Eingriff der Angst beseitigt, kann die Natur (oder das, wofür dieses Wort steht) frei und ungehindert ihre Arbeit tun.

In den nächsten beiden Kapiteln werden wir unter dem Begriff »Spirituelles Heilen«, den wir hier für passender halten, noch höhere Ebenen metaphysischer Heilung beschreiben.

Im aktuellen Kapitel behandeln wir Heilweisen, die von manchen metaphysischen Heilerinnen und Heilern verwendet werden, die ihre Arbeit darauf beschränken, den Patienten metaphysische Systeme zu lehren, die einen mehr oder weniger hohen Gehalt an Wahrheit aufweisen.

Wie Sie sehen werden, muss der Heiler auch bei diesen Methoden die Kraft des Mentalen Heilens oder der Suggestion oder beides zur Wirkung bringen. Die Behandlung, die stets dem metaphysischen Gespräch folgt, muss Mentales Heilen oder Suggestion ins Spiel bringen, auch wenn der Heiler sich dessen nicht bewusst ist und vielleicht sogar abstreitet und vorbringt, die Behandlung sei »etwas völlig anderes«. Der Schüler des Geistheilens jedoch wird

Mentales Heilen und Suggestiv-Heilen rasch unter den mannigfaltigen Maskeraden erkennen. Dass hier ein gemeinsames Prinzip am Wirken ist, dafür ist die Tatsache der beste Beweis, dass die unterschiedlichen Schulen des metaphysischen Heilens in etwa demselben Erfolgsverhältnis Heilungen bewirken, trotz aller abweichender Theoriegebäude und Glaubensbekenntnisse. Übereinstimmung im Glauben an den *Einen Lebensgeist* herrscht natürlich bei allen. Sie widersprechen aber vehement den Behauptungen der jeweils anderen Lehre und teilen unschöne Beinamen aus wie »Opfer des Irrtums«. Alle vollbringen Heilungen und machen gute Arbeit für ihre Patienten. Zusammengefasst deutet alles darauf hin, dass alle Lehren *ein und dieselbe Kraft* anzapfen und dass keine »Sekte« ein Monopol auf sie besitzt.

Die Kraft des Einen Lebens ist stets anwesend – stets bereit und willens, sich in den Dienst desjenigen zu stellen, der sie ruft und anwendet, unabhängig vom speziellen Glauben und den Theorien und Glaubensrichtungen der Praktizierenden. Sie scheint wie die Sonne, sie fällt wie der Regen auf alle gleichermaßen, die sich dieser Kraft anvertrauen und sie an sich binden. Es ist »alles für alle«. Die kleinkarierten Lehrsätze und Kontroversen der verschiedenen Kulte wirken erheiternd im Licht des Unendlichen Einen. Selbst die Besten unter uns sind nur Erstklässler im Fach »Spirituelles Wissen« – und dennoch meint jeder, im Besitz der ganzen und einzigen Wahrheit zu sein, und dass sich zweifellos alle anderen im Irrtum befänden. Die Wahrheit ist wohl, dass sich ALLE im Besitz der Wahrheit befinden – oder Teilen davon, je nach Verständnisvermögen – und dass NIEMAND die GANZE Wahrheit kennt.

Die Liebe und die Kraft des Universums sind zu gleichen Teilen das Vorrecht des einzelnen Suchenden nach Wahrheit sowie des Kultes, der Sekte oder Religion, die sich als Sprachrohr des ALLs versteht. Glaubensbekenntnisse werden geboren, entfal-

ten sich, versinken und sterben – Kulte, Sekten, Lehren wandeln auf demselben Pfad. Alles ist Geburt, Reifeprozess und Sterben – alle gehorchen dem Gesetz, das man »Evolution« nennen könnte. Zeitalter, Völker, Kulturen, Nationen, Schulen, Kulte, Religionen, Sekten, Anführer kommen und gehen – *müssen* kommen und gehen –, das *Gesetz* jedoch bleibt, unwandelbar, unfehlbar, unveränderlich, unsterblich, endlos. Über allem herrscht das Gesetz – ihm gehorchen alle. Niemand ist sein alleiniges Sprachrohr, sein alleiniger Stellvertreter. Es wirkt durch alle – und wird dennoch von ALLEM benutzt. Wird dieses Geheimnis verstanden, kehrt Frieden ein.

Metaphysisches Heilen jenen zu lehren, die nicht wenigstens ein Teilverständnis höherer Lehren besitzen, ist sinnlos. Wer mehr über diese Lehren erfahren möchte, dem legen wir das Buch *Yogi-Philosophie für Fortgeschrittene*[13] ans Herz.

Wer versteht und wer sich selbst und andere mit dieser Methode heilen möchte, dem möchten wir die einzige Regel ans Herz legen: *Gehe in die Stille und meditiere über Dein wahres Selbst.* Wenn sich die tiefe Einsicht eingefunden hat, dann verabreichen Sie sich selbst oder anderen die Heilbehandlung mit passenden Worten, wobei Sie so gut es geht den Gedanken übermitteln (es ist unmöglich, ihn voll und ganz in Worte zu fassen).

Wenn Sie selbst noch keine Form gefunden haben, wird das folgende Beispiel die Aufgabe erfüllen:

---

13 erscheint voraussichtlich 2019 im Aurinia Verlag

Behandlung

Oh Geist – der Eine, ohne Anfang, Unsterblich – Allwissend, Allgegenwärtig, Allmächtig – nur ein Tropfen in seinem Ozean des Lebens bin ich –, lass mich Deine Anwesenheit und Kraft spüren. Lass mich noch tiefer erfassen, wer Du wirklich bist und was ich in Dir bin. Lass das Bewusstsein Deiner Wirklichkeit und meiner Wirklichkeit im Geist mein Wesen durchdringen und in alle Ebenen meines Geistes einsinken. Lass die Kraft des GEISTES durch meinen Geist hindurchscheinen, wie er den Körper dieses anderen Selbst durchdringt, den ich zu heilen wünsche (oder »diesen Körper, den ich mein Eigen nenne«) und dem ich Gesundheit, Kraft und Leben bringen möchte – damit ein wahrer Tempel des Geistes entsteht, ein vollkommeneres Instrument für den Ausdruck des Einen Lebens, das durch ihn fließt. Erhebe diesen Körper von den grobstofflichen Schwingungen der niederen Ebenen zu den Höheren Ebenen des Spirituellen Geistes, durch die wir Dich erkennen. Gib diesem Körper durch den Geist, der ihn belebt, jenen Frieden, jene Kraft und jenes Leben, das sein Eigen ist kraft seiner Existenz. Fließe Du, das All-Leben, in Deiner Essenz durch diesen Teil, bringe ihn zu neuem Leben und belebe ihn. Darauf erhebe ich Anspruch von Dir, oh All-Geist, aufgrund meines ewigen Geburtsrechts. Und aufgrund Deines Versprechens und des inneren Wissens, das mir gegeben ist, fordere ich es jetzt von Dir.

Statt dieses Wortlauts oder in Kombination mit ihm können Sie irgendeine andere Äußerung des Seins der verschiedenen Wissenschaften verwenden – sie sind alle geeignet. Denken Sie jedoch stets daran: *In bloßen Worten ist keine Magie* und kein Kult hat das Patent auf irgendwelche speziellen Wortfolgen. Die Worte sind frei für Sie und für alle – und ihre besondere *Kraft liegt in den Gedan-*

ken und der Erkenntnis hinter den Worten. Worte kommen, gehen, wandeln sich, aber der Gedanke und die Erkenntnis, die sie ausdrücken, ist *Ewig*. Behalten Sie beim Lesen der nächsten beiden Kapitel das eben Gesagte in Erinnerung.

Kapitel 19

Spirituelles Heilen

Spirituelles Heilen ist die höchste Form des Heilens. Es kommt viel seltener vor und ist weniger verbreitet, als gemeinhin angenommen. Viele Heiler leisten wunderbare Arbeit im Bereich des Mentalen Heilens, sind aber gleichzeitig überzeugt und lehren auch, dass Sie Spirituelles Heilen verabreichen. Darin liegen sie falsch. Wahres Spirituelles Heilen wird nicht von irgendjemandem »geleistet«. Der Heiler wird vielmehr ein Werkzeug beziehungsweise ein Kanal für die *Spirituelle heilende Kraft des Universums*. Mit anderen Worten: Der Heiler öffnet seinen Spirituellen Geist für die Spirituelle Kraft des Universums, die durch den Heiler in den Spirituellen Geist des Patienten fließt. Sie inspiriert dort Schwingungen von solcher Stärke und Intensität, dass dabei die niederen Mentalen Prinzipien belebt werden und schließlich die Organe und Körperregionen selbst, die zu normaler Funktion zurückkehren. Spirituelle Heilungen geschehen oftmals *augenblicklich* (was nicht heißt, dass dies stets der Fall sein muss).

Der Spirituelle Heiler, der die Spirituellen Heilungskräfte durch sich hindurch zum Patienten fließen lässt, badet ihn buchstäblich in einem Geist-Strom, wie wir es schon ausgedrückt hörten.

Für ein tieferes Verständnis dieser Behandlungsform muss sich der Leser mit den Yogi-Lehren in Bezug auf mehrere geistige Prinzipien befassen, dargelegt in dem Buch *Fourteen Lessons in Yogi Philosophy*. Wir wollen hier nicht wiederholen, was wir schon zu dem Thema gesagt haben – vielleicht nur einige Worte zum Spirituellen

Geist, um diese Form der Behandlung besser verstehen zu können.

Der Spirituelle Geist des Menschen ist jenes Geist-Prinzip, das höher steht als die beiden niederen mentalen Prinzipien, bekannt als Instinktiver Geist und Intellekt. Der Spirituelle Geist steht ebenso über der Ebene des Intellekts, wie der Instinktive Geist *unter* der Ebene des Intellekts steht. Der Spirituelle Geist hat sich noch nicht ins Bewusstsein des Durchschnittsmenschen hinaufentwickelt, wenn es auch manch Fortgeschrittenen – die ihren Brüdern und Schwestern auf dem Pfad vorangehen – schon gelungen ist, oder besser gesagt: Sie haben das Zentrum ihres Bewusstseins in die Ebene des Spirituellen Geistes gehoben. Dieses höhere geistige Prinzip ist es, das wir zum Ausdruck bringen wollen, wenn wir von der »Inneren Stimme« sprechen, die schützend ihre Hand über uns hält und die uns, wenn erforderlich, zur Vorsicht mahnt oder guten Rat erteilt.

Alles, was die Menschheit an edlen, erhebenden, höheren Gedanken empfangen hat, stammt aus dieser Region des Geistes. Der Spirituelle Geist strahlt Fragmente der Wahrheit in niedere mentale Bereiche aus. Was auch immer der Menschheit in ihrer dem Edlen zugewandten Evolution widerfuhr – wahre religiöse Gefühle, Freundlichkeit, Menschlichkeit, Gerechtigkeit, selbstlose Liebe, Barmherzigkeit, Mitgefühl etc. –, all das entsprang dem sich langsam entfaltenden Spirituellen Geist. Mit dem Fortschreiten seiner Entfaltung erweitert sich des Menschen Vorstellung von Gerechtigkeit und er wächst im Mitgefühl. Sein Gefühl dafür, dass alle Menschen Brüder sind, steigert sich, seine Vorstellung von der Liebe erblüht, und er wächst in allen Eigenschaften, die die Menschen aller Glaubensrichtungen als »gut« begreifen.

Der Spirituelle Geist ist die Quelle der Inspiration, die viele Dichter, Maler, Bildhauer, Schriftsteller, Prediger, Redner und

andere zu allen Zeiten empfangen haben und bis heute empfangen. Das ist die Quelle, aus der der Seher seine Visionen erhält – der Prophet seine Vorausschau. Viele haben sich in ihrer Arbeit auf hohe Ideale verlegt, haben seltene Einblicke aus dieser Quelle empfangen und sie Wesenheiten aus anderen Welten zugeschrieben, Engeln, Geistern, Gott selbst – jedoch entsprang alles aus ihnen selbst. Es war ihr Höheres Selbst, das zu ihnen sprach. Das soll keineswegs heißen, dass der Mensch *niemals* Botschaften aus den genannten Quellen empfängt – im Gegenteil, denn wir wissen, dass Letzteres oftmals erlebt und dokumentiert ist. Wir wollten hier nur festhalten, dass der Mensch weit mehr Botschaften von seinem Höheren Selbst empfängt als aus anderen Quellen und dass er dazu neigt, das eine mit dem anderen zu verwechseln. Wir können diese Dinge hier jedoch nicht ausführlich behandeln, denn sie berühren nicht das Thema des Buches.

Durch die Entwicklung seines Spirituellen Bewusstseins kann sich der Mensch in eine hohe Verbindung mit den höheren Anteilen seines Wesens bringen und so Wissen erwerben, das die Kraft des Intellekts nicht zu vermitteln vermag. Bestimmte höhere Kräfte stehen ihm dann ebenfalls offen, aber er muss sich davor hüten, sie für andere Zwecke als zum Wohle der Mitmenschen einzusetzen, denn der Missbrauch spiritueller Kräfte hat schlimme Konsequenzen. So lautet das Gesetz.

Wenn es auch stimmt, dass dem Durchschnittsmenschen das Spirituelle Heilen in seiner Fülle nicht offensteht, so ist es ebenso wahr, dass der Heiler im Besitz eines bestimmten Grades spiritueller Entfaltung eine bestimmte Menge spiritueller Kraft für Behandlungen zur Verfügung haben kann. Tatsächlich bedienen sich die besten Heiler bewusst oder unbewusst dieser Kraft. Und sie sind damit auf dem richtigen Weg – es ist ein angemessener Gebrauch der Kraft. Spirituelles Heilen kann in Verbindung mit den

anderen in diesem Buch beschriebenen Heilweisen mit Gewinn angewendet werden, ohne dabei andere Behandlungen zu stören. Alle gewissenhaften Heilerinnen und Heiler sollten sich bemühen, den Patienten den Gewinn dieser Behandlungsform zusammen mit den Übrigen zukommen zu lassen. Das Spirituelle arbeitet stets für das Gute und kann deshalb weder falsch angewendet noch missbraucht werden, wenn es um Erleichterung für die leidende Menschheit geht. Der Heiler braucht also niemals zu befürchten, dass er das Spirituelle ins Irdische gleichsam »hinabzieht«. Das Spirituelle durchdringt alles, und wird es eingesetzt, um jene Menschen auf niederen Ebenen zu erhöhen, ist es gut eingesetzt.

Im nächsten Kapitel werden wir versuchen, den Schülerinnen und Schülern einige Erläuterungen und die eine oder andere Information in Bezug auf die Praxis des Spirituellen Heilens zu geben. Allerdings ist es fast unmöglich zu beschreiben, wie man etwas tun soll, was eher durch Lassen erreichbar ist als durch Tun. Wir müssen zudem die Schülerinnen und Schüler bitten, diesen Abschnitt des Themenbereichs mit der nötigen Achtung zu lesen, denn beim Spirituellen Heilen bringt man Kräfte und Mächte einer völlig anderen Ordnung ins Spiel als derjenigen mit der der Mensch im Alltag vertraut ist. Der Spirituelle Heiler empfiehlt sich als Kanal für die Übertragung dieser Kraft aus dem großen Ozean des Geistes in den Spirituellen Geist des Patienten, und er sollte danach streben, sich als würdiges Werkzeug dieser Kraft und des Geistes zu erweisen.

Kapitel 20

Praxis des Spirituellen Heilens

Der Spirituelle Heiler sollte an seine Behandlungen mit Achtung und Hochschätzung jener machtvollen Kraft herangehen, die er durch sich hindurchfließen lassen möchte, um den Patienten zu helfen. Zuerst sollte er seinen Geist und seinen Körper zur Ruhe bringen, seine Nerven und Muskeln von Anspannungen befreien und seinen Geist der Sorgen und Gedanken an das materielle Leben entledigen. Er sollte versuchen sich in den Zustand friedvoller Gelassenheit zu bringen, den zu Recht jene ausstrahlen, die die Bedeutung der Begriffe »spirituell« und »Geist« erfasst haben. Er sollte sich in einen geistigen Zustand versetzen, wo er die Nähe des Ozeans des Geistes empfindet, in dem sein Wahres Selbst nur ein Tropfen ist. Er sollte versuchen sich in Harmonie mit dem Unendlichen zu fühlen.

In Worten lässt sich dieser Zustand nur annähernd beschreiben. Man muss ihn fühlen, um ihn zu verstehen. Wer sich aber von diesem Buch angezogen fühlte – oder wen es angelockt hat –, wird genügend Selbstverwirklichung besitzen, um das Gesagte zu erfassen und fähig zu sein, es weiterzuentwickeln.

Der Heiler kann dem Patienten seine Hände auflegen oder auch nicht – wie es ihm gefällt. Spirituelle Heiler berühren die Patienten nie, während andere instinktiv fühlen, dass es angebracht ist. Hören Sie in dieser Hinsicht auf Ihre Intuition. Es scheint ein gewisses Etwas zu geben, was die Berührung eines Menschen betrifft,

der von diesem Geist durchströmt wird – ein Etwas, das eine undefinierbare heilende Kraft mit sich trägt. Denken Sie daran, Jesus und seine Apostel heilten durch Spirituelle Kraft und in der Regel durch das Auflegen der Hände. Zögern Sie also nicht und legen Sie dem Patienten Ihre Hände auf, wenn Ihr Gefühl Sie dazu drängt. Machen Sie sich bei der Behandlung frei von aller Verantwortung oder dem Gefühl, dass *Sie* die Behandlung verabreichen, und halten Sie sich ständig vor Augen, dass Sie nur der Kanal für das Einströmen der Spirituellen Kraft sind. In der Sekunde, in der Sie glauben, dass *Sie* die Arbeit machen, genau in dem Moment hemmen Sie die Quelle der Kraft und blockieren Sie. Viele gute Spirituelle Heiler haben den Erfolg ihrer Arbeit auf diese Weise zerstört; wachsender Egoismus und Selbstgefälligkeit vertrieben die große Macht, die sie anfangs besaßen, noch bevor sie der Erfolg und der Applaus der Menge verdarben. Wir persönlich haben mehrere solcher Fälle erlebt, und unsere Leserinnen und Leser mögen andere Fälle kennen und jetzt besser verstehen können. Hüten Sie sich beim Spirituellen Heilen vor diesem fatalen Irrtum. Nicht *Sie* heilen – der Geist heilt. Denken Sie stets daran.

Der beste Weg, um sich selbst in einen geeigneten Kanal für das Einfließen der spirituellen Heil-Energien zu verwandeln: Halten Sie sich stets das geistige Bild vor Augen, *dass Sie tatsächlich der Kanal sind,* den die Heilkraft durchfließt, und versuchen Sie mental während der gesamten Behandlung das Ein- und Ausströmen des Geistes zu sehen und zu fühlen. Die Behandlung sollte nicht lange dauern – die Intuition des Heilers soll bestimmend sein. Hat man diese Form des Heilens einige Zeit lang geübt, kann man so geschickt darin werden, dass sowohl Heiler als auch Patient das Einströmen des Geistes während der Behandlung fühlen können. Wenn das geschieht, haben Sie zweifellos die idealen Bedingungen geschaffen. Heiler wie Patient sollten während der Spirituel-

len Behandlung zur angemessenen seelischen Einstellung finden; so kann der Geist beider zu brauchbaren Instrumenten oder Kanälen für das Einströmen des Geistes werden. Damit eine harmonisch eingestimmte mentale Verbindung zustande kommt, ist es manchmal eine gute Idee, wenn der Heiler einige Zeilen oder Absätze aus einem Buch mit spirituellen Themen vorliest – wobei man tunlichst Texte wählt, die mit dem Patienten harmonieren. Sowohl des Heilers als auch des Patienten Geist ließe sich so von materiellen Gedanken lösen; es brächte ideale Voraussetzungen für die Behandlung.

Bei dieser Behandlung ist es weder notwendig noch wünschenswert, dass der Heiler wie beim Mentalen Heilen den »Gedanken festhält«. Der Geist durchdringt durch den Spirituellen Geist des Heilers den Organismus des Patienten und macht ihn »ganz« von Kopf bis Fuß, ohne bestimmte Organe oder Körperregionen separat anzusprechen. Der Patient badet in einem Fluss von Geist, und jede Zelle fühlt seine Anwesenheit und wird dadurch angeregt.

Das ist alles, was wir Ihnen zum Thema »Spirituelle Behandlung« sagen können. Das Übrige werden Sie während Ihres Fortschreitens entdecken. Fürchten Sie sich nicht vor dieser Form der Behandlung – vorausgesetzt Sie haben dabei die richtige Einstellung. Sie werden entdecken, dass Sie mit der Zeit ein immer besseres Instrument für die Spirituelle Heilkraft werden, und Ihre Arbeit wird immer besser und erfolgreicher.

Wer die anderen in diesem Buch vorgestellten Behandlungsweisen bevorzugt oder angezeigt findet, den Wünschen und dem Zustand des Patienten zu gehorchen, dem raten wir zum Abschluss der Behandlung, einen oder zwei Momente Spirituelle Behandlung zu geben. Sie können das dem Patienten sagen oder auch nicht – was auch immer Sie für richtig halten. Hier gibt es keine Spur von Täuschung, denn der Geist gehört allen, alle dienen dem Geist.

Wenn sich der Heiler seiner Kraft bedient, ohne den Patienten zu informieren, ist er darin im Recht. Manche Patienten hegen Vorurteile gegen alles, was das Attribut »spirituell« trägt, weil sie damit körperlose Geister, Spiritismus etc. assoziieren. Es wäre dann töricht, im Gespräch das Wort »spirituell« zu benutzen. Andere sind vielleicht der Überzeugung, alles Spirituelle habe mit religiösen Dingen zu tun und Spirituelles Heilen würde ihrem persönlichen Glauben zuwiderlaufen etc. Beide Vorstellungen verkennen die Tatsachen und es wäre sinnlos, mit solchen Menschen klärende Gespräche zu führen. Hier ist es besser, die übrigen Behandlungen in der Begriffswelt der jeweiligen Methode zu verabreichen und dann dem Patienten zusätzlich die Wohltat einer Spirituellen Behandlung angedeihen zu lassen, ohne darüber ein Wort zu verlieren. Das Unwissen des Patienten sollte nicht verhindern, das Beste zu empfangen, was der Heiler geben kann. Natürlich sind wir nicht der Meinung, dass man Patienten hinters Licht führen solle, im Gegenteil. Wir wollen den Heilerinnen und Heilern nur zu bedenken geben, dass es töricht wäre, durch die Verwendung eventuell falsch verstandener Namen und Begriffe Abneigungen zu erzeugen. Vorurteil und Scheinheiligkeit sollen das Gute, das Sie geben wollen, nicht fernhalten.

Kapitel 21

Abschließende Empfehlungen

Wir haben die Leserinnen und Leser mit Theorie und Praxis der vielfältigen Formen von Geistheilung vertraut gemacht. Wir möchten nunmehr einige Worte in Bezug auf die Praxis der heilenden Kraft verlieren, die hier beschrieben wurde.

Zuallererst: Machen Sie nicht den Fehler, in Ihren Ansichten über das Heilen allzu engstirnig zu werden. Folgen Sie nicht dem Beispiel zahlreicher Praktiker des Heilens mit Medikamenten und beleidigen Sie nicht Andersdenkende. Seien Sie offen und großzügig – seien Sie vorurteilsfrei. Gewähren Sie die Meinungsfreiheit, die Sie ja auch für sich selbst in Anspruch nehmen. Zwingen Sie anderen nicht Ihre Ansichten auf, sondern seien Sie stets bereit, höfliche und ernsthafte Anfragen zu beantworten.

Verleumden Sie die Medikamente verordnenden Ärzte nicht. Das wäre aus keinem Blickwinkel recht und aus politischer Sicht auch nicht weise. Verrichten Sie Ihre Arbeit so gut, dass die Menschen Sie allein schon deshalb aufsuchen, und versuchen Sie nicht, Ihre Praxis auf die Herabwürdigung anderer Heilweisen zu gründen. Viele dieser Ärzte sind großartige Menschen und tief in ihrem Herzen verbunden und eins mit den subtileren Formen des Heilens. Sie können das wegen der herrschenden Vorurteile und aus Angst, mit der Ärztekammer Ärger zu bekommen, nur nicht offen zeigen. Solche Menschen verschreiben Drogen, weil sie dazu gezwungen sind, gleichzeitig aber flechten sie ohne Wissen des Patienten Formen des Geistheilens ein – was in der Tat für den Erfolg

vieler im Stillen arbeitender Ärzte verantwortlich ist. Was die Verleumdungen mancher Mitglieder der Ärztebruderschaft betrifft, die Geistheiler oder Spirituelle Heiler schmähen und beleidigen – nun, ganz einfach ignorieren. Sie werden den Lohn für Hass und Demütigung ernten, also machen Sie nicht den Fehler, sich in diesen Strudel hineinziehen zu lassen. Üben Sie einfach passiven Widerstand und Sie werden sehen, das wirkt weit besser als der aktive Widerstand der Welt gegen Sie. Diese Wahrheit erschließt sich allen Schülern des Okkultismus – sie gehört zu den praktischsten Ratschlägen, die man Menschen erteilen kann.

Das Achten auf die erwähnten Naturgesetze, die den Körper regieren, sollte man nicht vernachlässigen. Man sorge dafür, dass der Patient in Harmonie mit den Gesetzen seines Seins agiert, und man erzielt viel bessere Ergebnisse in viel kürzerer Zeit. Angemessene Ernährung und angemessene Ausscheidung sind Voraussetzung, bevor irgendeine Heilmethode erfolgreich wirken kann. Mag auch der Patient von einer Sekunde zur anderen durch die kraftvollste Form des Seelischen Heilens kuriert sein wenn er fortfährt, die grundlegenden physikalischen Gesetze seines Seins zu vernachlässigen, wird er früher oder später in seinen ursprünglichen Krankheitszustand zurückfallen. Diese Tatsache lehnen zahlreiche Geistheiler ab oder ignorieren sie, aber seien Sie versichert, es ist die reine Wahrheit und sie wirkt zu jedem Zeitpunkt und in allen Fällen. Der gesunde Menschenverstand wird die Richtigkeit dieser Ansichten bezeugen. Stecken Sie vor der Wahrheit der physikalischen Gesetze nicht den Kopf in den Sand. Lassen Sie nicht zu, dass die Metaphysik der Physik die Anerkennung verweigert. Das wäre so absurd wie der Arzt, der die großen Wahrheiten der Metaphysik nicht erkennen will. Möge Sie der Geist der Liebe und Freundlichkeit gegenüber den Patienten erfüllen, aber gestatten Sie nicht falscher Sympathie, deren Krankheit auf sich zu nehmen und

Ihnen die Lebenskraft zu rauben. Lassen Sie das nicht zu und werden Sie nicht passiv gegenüber dem Patienten oder offenbaren ihm negative Zustände.

Bleiben Sie positiv und aktiv in Ihrer Beziehung zu ihm, sonst werden Sie die Wirkung des »Vampirismus« manch kranker Menschen zu spüren bekommen, die nichts mehr lieben, als dem Heiler die Lebenskraft zu rauben, um von ihm zu profitieren und sich selbst zu stärken. Bringen Sie Ihr Wissen und Ihr Geschick ein, aber erlauben Sie dem Patienten nicht, Ihr Leben und Ihre Vitalität anzuzapfen – denn das ist nicht des Patienten Besitz. Lassen Sie sich also bei der starken Einfühlung in die Zustände des Patienten nicht gehen. Hüten Sie sich vor einer bestimmten Form der Sympathie beziehungsweise vor etwas, das mit dem Wort »Sympathie« falsch benannt ist. Je mehr sich Ihr Bewusstsein der Quelle aller Kraft nähert, desto stärker werden sich Ihre heilenden Kräfte entwickeln. Denken Sie immer daran, dass sich hinter allen Kräften des Universums jene unendliche Kraft verbirgt – die Quelle aller Kraft und Energie. Denken Sie immer daran, dass Sie ein Atom dieses einen *Unendlichen Lebens* sind und dass alles, was an Ihnen *Wirklich und Wahr* ist, Ihrer Beziehung mit diesem Unendlichen Wesen zu verdanken ist. Versuchen Sie das voll und ganz zu begreifen, und Sie werden entdecken, dass sich mit dieser Erkenntnis Stärke und Kraft einstellen, die bei Weitem alles übersteigen, was Sie bis dahin kannten oder auf irgendwelchen anderen Wegen erworben haben. Das ist die Quelle aller wahren Kraft und sie steht allen zur Verfügung, die nach ihr suchen.

Vor einer Behandlung gesprochen kann sich die folgende Affirmation (oder Mantra) als wertvoll erweisen.

Oh Große, Unendliche Kraft – Große Flamme des Lebens, nur ein Funke bin ich in Dir – ich öffne mich Deiner Heilenden Kraft, da-

mit sie mich durchfließt, um diesen Bruder (oder diese Schwester) im Leben zu stärken, zu erneuern und heil und ganz zu machen. Lass Deine Kraft durch mich hindurchfließen, damit es ihm (oder ihr) gelingt, Deine erquickende Kraft und Dein Leben zu empfangen und sichtbar zu machen in Gesundheit, Energie und Lebendigkeit. Mach mich zum würdigen Kanal Deiner Kraft und setze mich ein für das Gute. Friede sei mit Dir in Deiner Heilenden Arbeit.

William Walker Atkinson

Die moderne Esoterikwelt wäre ohne William Walker Atkinson (1862 – 1932) nicht denkbar. Er war ein modernes, brillantes Universalgenie und ein leuchtender Stern der esoterischen Welt damals wie heute. Mit vielen spirituellen Meistern seiner Zeit persönlich bekannt beschäftigte er sich über mehrere Jahrzehnte hinweg intensiv sowohl mit den östlichen Yoga-Lehren als auch mit christlicher Mystik, den Rosenkreuzern, der Gnosis und der Hermetik.

Als ein »Leonardo da Vinci der modernen Spiritualität« verband er diese unterschiedlichen Geistesströmungen miteinander und brachte sie in eine moderne und lebensnahe, dem heutigen Menschen gut verständliche Form. Sein umfangreiches Schaffen ist noch heute von großer Bedeutung, da Atkinson die ewig gültigen spirituellen Gesetze dieser Welt wie kein anderer in klare Worte zu fassen verstand.

Begünstigt durch das Erste Parlament der Weltreligionen 1893 in Chicago entwickelten sich verschiedene spirituell-esoterische Lehren zu einem festen Bestandteil der populären Kultur. Diese Bewegung wird heute »New Thought« genannt, jedoch reicht diese Begrifflichkeit nicht aus, um die Vielschichtigkeit der damaligen Ereignisse und Entwicklungen zusammenzufassen. Es war ein Schmelztiegel, der unterschiedliche Ansätze und Vorstellungen von dem beinhaltete, was man für spirituelle Weisheit hielt. So gab es Autoren und Vortragsredner mit sehr leicht verständlichen Inhalten, die heute weitgehend in Vergessenheit geraten sind. Ganz anders ein William Walker Atkinson, der die wahre Essenz der ewig gültigen spirituellen Weisheiten erfassen konnte. Sein Hauptwerk »Kybalion« ist bis heute unerreicht und zu einer wahren Legende geworden.

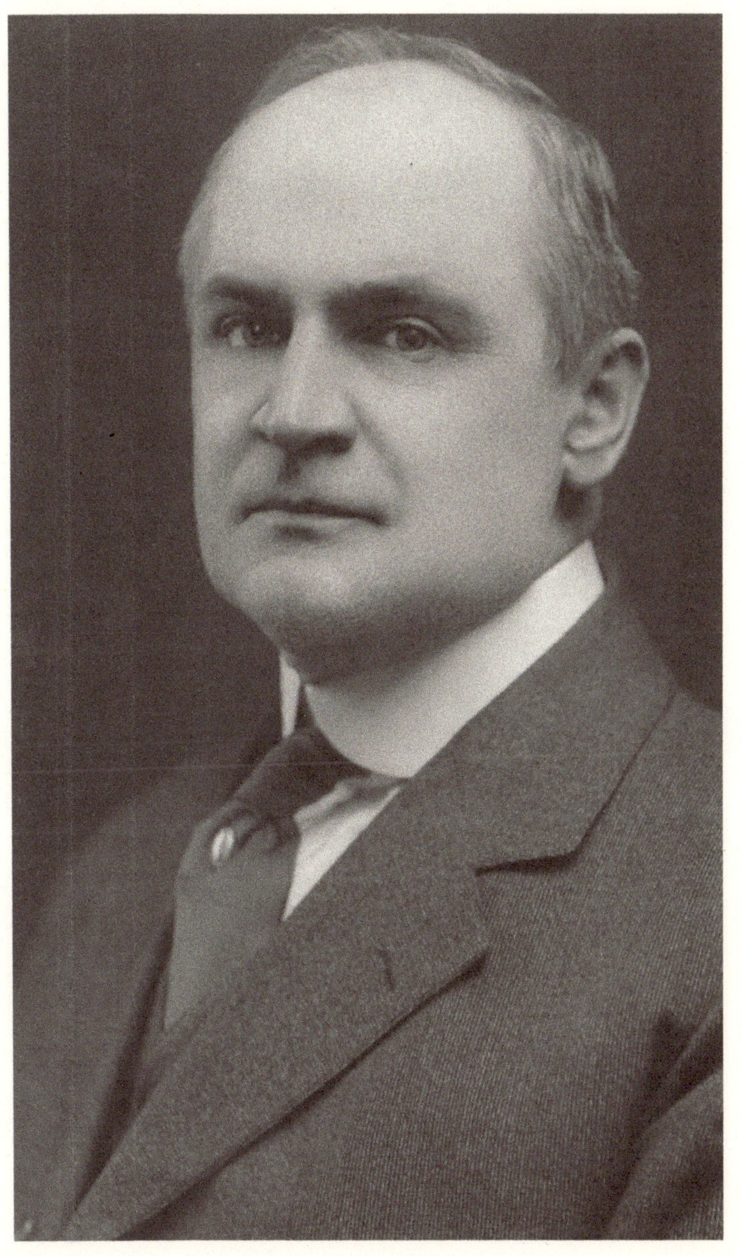

KYBALION EDITION

VON DEM EINGEWEIHTEN

WILLIAM WALKER ATKINSON

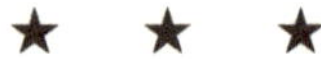

KYBALION – DIE 7 HERMETISCHEN GESETZE

144 Seiten, ISBN 978-3-937392-17-2

Kybalion – Hörbuch auf 4 CDs

300 Min., ISBN 978-3-95659-010-8 und als Download auf **www.aurinia.de**

KYBALION 2

Die geheimen Kammern des Wissens

160 Seiten, ISBN 978-3-943012-70-5

KYBALION 3

Die geheimen Lehren der Rosenkreuzer

272 Seiten, ISBN 978-3-943012-98-9

KYBALION 4

Die 7 kosmischen Gesetze – Das Vermächtnis des Meisters

128 Seiten, ISBN 978-3-943012-73-6

KYBALION 5

Schätze des Neuen Denkens

176 Seiten, ISBN 978-3-95659-024-5

KYBALION 6

Mystisches Christentum – Die geheimen Lehren des Meister Jesu

256 Seiten, ISBN 978-3-95659-038-2

WILLIAM WALKER ATKINSON

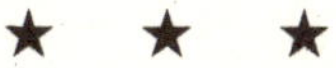

WEITERE TITEL DES GROSSEN MEISTERS

DIE KUNST DES GEISTIGEN HEILENS
Spirituelle, mentale und körperliche Heiltechniken
152 Seiten, ISBN 978-3-95659-013-9

DIE ASTRALWELT
Reisen durch die feinstofflichen Welten
96 Seiten, ISBN 978-3-943012-13-2

WEITERE TITEL IN VORBEREITUNG!

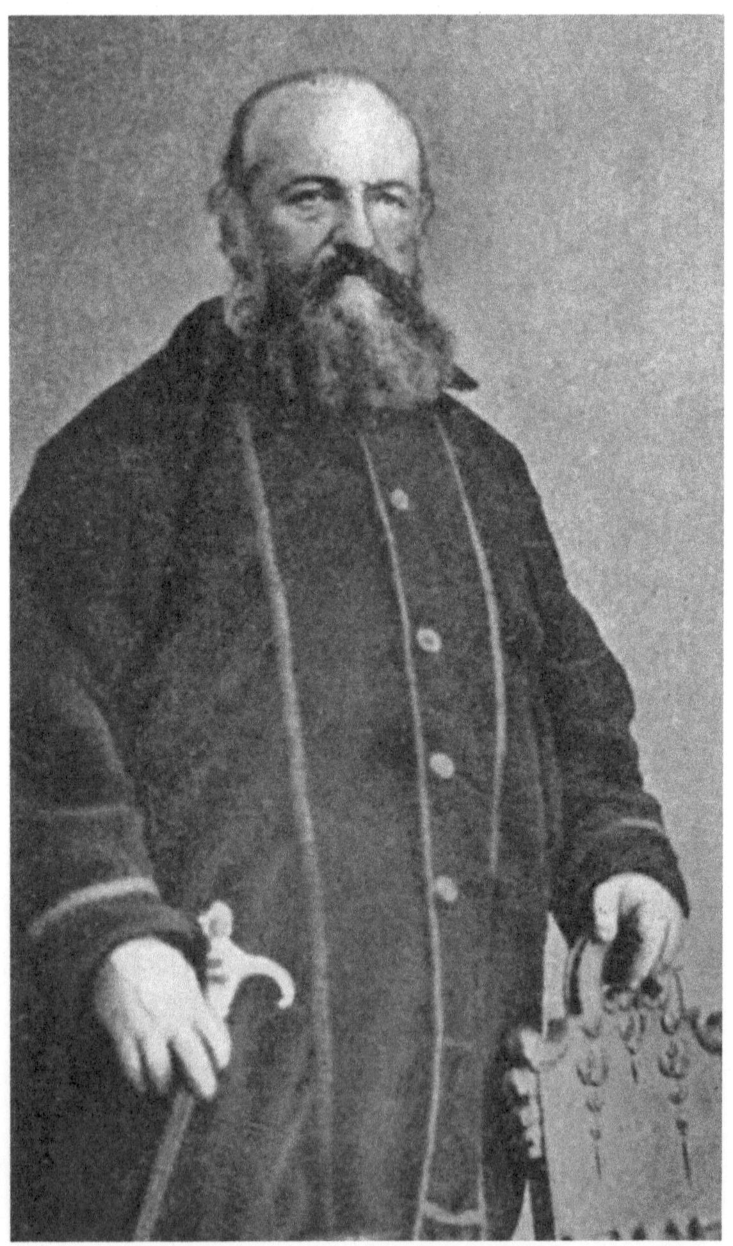

ÉLIPHAS LÉVI

7 MEISTERWERKE DER MAGIE

ORIGINAL-ILLUSTRATIONEN
IN AUTHENTISCH RESTAURIERTER QUALITÄT
ORIGINAL-INHALTE UNVERFÄLSCHT
ÜBERARBEITET

Éliphas Lévi, »Transzendentale Magie – Dogma und Ritual«
536 Seiten, ISBN 978-3-937392-68-4

Éliphas Lévi, »Der Schlüssel zu den großen Mysterien«
268 Seiten, Paperback, ISBN 978-3-937392-70-7

Éliphas Lévi, »Die Geschichte der Magie«
536 Seiten, Paperback, ISBN 978-3-937392-65-3

Éliphas Lévi, »Das Buch der Weisen«
128 Seiten, Paperback, ISBN 978-3-937392-69-1

Éliphas Lévi, »Einweihung in die Hohe Magie und Zahlenmystik«
332 Seiten, Paperback, ISBN 978-3-937392-66-0

Éliphas Lévi, »Das große Geheimnis«
248 Seiten, Paperback, ISBN 978-3-937392-79-0

Éliphas Lévi, »Die salomonischen Schlüssel«
ca. 120 Seiten, Paperback, ISBN 978-3-943012-01-9

Thorwald Dethlefsen

Der Diplompsychologe und Psychotherapeut Thorwald Dethlefsen (geb. 1946) wurde durch seine Bestseller »Krankheit als Weg« und »Schicksal als Chance« einem Millionenpublikum bekannt. Er entdeckte das zentrale Grundmuster, das hinter dem Schicksal eines jeden Menschen steht: Der Mensch lebt in der Polarität und agiert zwischen Schuld und der Sehnsucht nach Ganzwerdung. Er kann die Erlösung aber nur dann erreichen, wenn er lernt, den Weg nach innen zu gehen.

Dethlefsen widmete sein gesamtes Leben der Aufgabe, diesen Entwicklungsprozess für jeden Menschen einsichtig und gangbar zu machen. Er steht damit zuvorderst in der Tradition der größten Weisheitslehrer unserer Zeit.

Thorwald Dethlefsen verstarb Ende 2010 glücklich im Kreise seiner Angehörigen. Der Aurinia Verlag veröffentlicht sämtliche Vorträge und vergriffenen Werke dieser außergewöhnlichen Persönlichkeit in einer neuen, von den Angehörigen autorisierten Edition.

Für News, Hör- und Leseproben besuchen Sie bitte unsere Webseite unter www.thorwald-dethlefsen.de

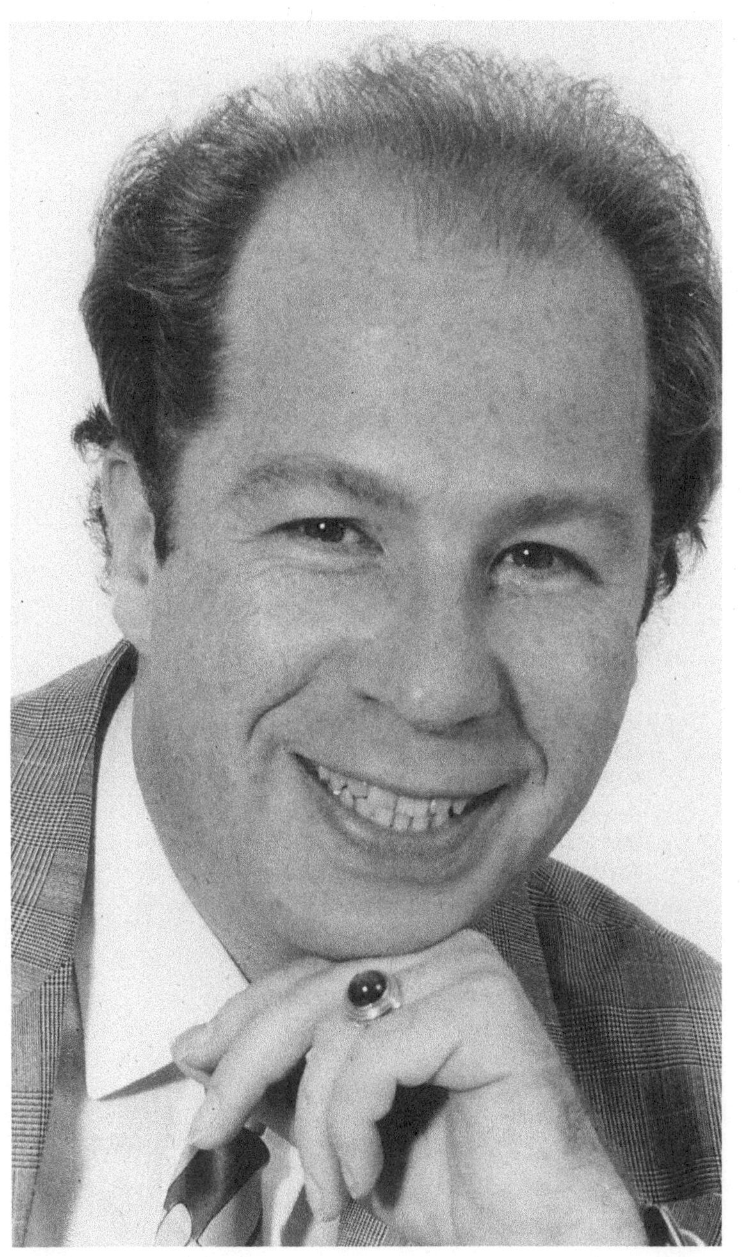

THORWALD DETHLEFSEN

Die legendären Vorträge voll Weisheit und Inspiration

Als Buch und digital remastered auf CD und als MP3-Download

01| Selbsterkenntnis – Der Weg zur Bewusstwerdung
■ ISBN 978-3-95659-531-8 ● 1 CD · 80 Min · ISBN 978-3-95659-501-1

02| Homöopathie als Urprinzip – Heilung durch das Resonanzgesetz
■ ISBN 978-3-95659-532-5 ● 2 CDs · 85 Min · ISBN 978-3-95659-502-8

03| Polarität und Einheit – Urwissen der Menschheit
■ ISBN 978-3-95659-533-2 ● 2 CDs · 90 Min · ISBN 978-3-95659-503-5

04| Vom Blei zum Gold – Alchemie als Weg zur Persönlichkeitsverwandlung
■ ISBN 978-3-95659-534-9 ● 2 CDs · 90 Min · ISBN 978-3-95659-504-2

05| Das Wort ward Fleisch – Leben mit dem Analogiegesetz
■ ISBN 978-3-95659-535-6 ● 2 CDs · 90 Min · ISBN 978-3-95659-505-9

06| Altes und neues Weltbild – Schattenarbeit, Homöopathie, Karma: Fragen & Antworten
■ ISBN 978-3-95659-536-3 ● 2 CDs · 100 Min · ISBN 978-3-95659-506-6

07| Die spirituelle Bedeutung von Weihnachten – Das innere Licht wird geboren
■ ISBN 978-3-95659-537-0 ● 2 CDs · 100 Min · ISBN 978-3-95659-507-3

08| Gedanken zum Ostermysterium: Wie im Himmel, so auf Erden – wie oben, so unten
■ ISBN 978-3-95659-538-7 ● 2 CDs · 100 Min · ISBN 978-3-95659-508-0

09| Ödipus der Rätsellöser – Die Erlösung der menschlichen Seele
■ ISBN 978-3-95659-539-4 ● 3 CDs · 180 Min · ISBN 978-3-95659-509-7

10| Prometheus – Schuld, Sünde und Einheit im menschlichen Dasein
■ ISBN 978-3-95659-540-0 ● 2 CDs · 90 Min · ISBN 978-3-95659-510-3